牙周诊疗 的
共性程序与个性问题

刘大力 著

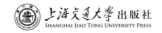

上海交通大学 出版社
SHANGHAI JIAO TONG UNIVERSITY PRESS

内容提要

本书从牙周诊疗框架构建和项目费用设定开始，以典型病例的诊疗过程为线索，在详细阐述牙周积极治疗和长期维护治疗的每个环节的基础上，讨论实现患者牙周、牙体、牙列整体健康和长期稳定中的个性化问题，并剖析牙周干预中的伴随状况，介绍"微创牙周治疗"的背景和内容，解读循证决策的思维方式，阐述提高患者依从性的具体途径。本书的读者对象为在牙周诊疗上不满足于现状的全科医师、口腔内科医师、牙周医师，苦于牙周基础不够扎实的正畸医师、口腔修复医师，以及希望机构整体牙周诊疗能力有所提高的口腔医疗机构经营者。

图书在版编目（CIP）数据

牙周诊疗的共性程序与个性问题/刘大力著.—上海：上海交通大学出版社，2024.7（2024.12重印）
ISBN 978-7-313-30625-8

Ⅰ.①牙… Ⅱ.①刘… Ⅲ.①牙周病—诊疗—研究
Ⅳ.①R781.4

中国国家版本馆CIP数据核字（2024）第080798号

牙周诊疗的共性程序与个性问题
YAZHOU ZHENLIAO DE GONGXING CHENGXU YU GEXING WENTI

著　　者：刘大力
出版发行：上海交通大学出版社　　　　　　　　地　　址：上海市番禺路951号
邮政编码：200030　　　　　　　　　　　　　电　　话：021-64071208
印　　制：苏州市越洋印刷有限公司　　　　　　经　　销：全国新华书店
开　　本：787mm×1092mm　1/16　　　　　印　　张：10
字　　数：207千字
版　　次：2024年7月第1版　　　　　　　　　印　　次：2024年12月第2次印刷
书　　号：ISBN 978-7-313-30625-8
定　　价：88.00元

前　言

2017年5月，中华口腔医学会牙周病学专业委员会的两位副主任委员来家里做客，闲谈中，我第一次向牙周病学专业的前辈展露自己想要"著书"的心愿。从那时起，到2020年5月正式出版《牙周病的诊疗思路与临床操作》一书的3年里，我既像经历了一场漫长的考试，又像爬了一座未曾到过的高山，虽历经艰难险阻，但一路的风景和鼓励始终是我继续攀登的动力。

从2019年开始，我开启了牙周病学临床教学的职业之旅，在希望提高牙周诊疗能力的口腔医疗机构进行诊疗示教，并为医师们讲解具体的临床过程和操作细节，以及背后的道理和我的思考，推动口腔机构为患者提供更完整的牙周分析、诊断、治疗和维护，并将正畸和牙列修复治疗建立在充分牙周准备的基础上，最大限度地为患者提供健康帮助。

在教学过程中，我更加真切地认识到一些医疗机构和部分临床医师难以实现相对完善的牙周诊疗与维护的问题所在。这不应只归因于"患者不接受治疗"或"患者菌斑控制不佳"，而更多的是医疗机构和临床医师们未能树立长久陪伴患者的理念，未能建立控制牙周炎症的具体目标，未能以一致对待的原则个性化地把控和处理诊疗细节，从而难以帮助每位患者追求最低成本下的最

大限度的牙周健康和牙列功能。

在努力做好教学工作的同时，我也在不断思考和总结怎样将这些提高途径清晰地分享给更多的临床医师，帮助他们跳出"洁治""刮治""喷砂"，乃至"激光""手术"等认知与习惯性操作的局限，从全面分析判断患者牙齿、牙列和个体的状态开始，目标明确、流程顺畅、方法得当地为患者提供恰当的、全面且长久的牙周诊疗。这些思考和总结就构成了本书的基本内容。

在本书的第一部分，我将从诊疗框架的构建和项目费用的设定开始，以典型患者的诊疗过程为线索，仔细讲解和患者一起努力追求牙周炎症控制、破坏停止以及长期稳定过程中的每个环节和各环节的每个步骤，并以附录的形式列出各个环节的临床提纲，供读者使用。

本书的第二部分重点讨论"残留牙周袋""手术干预""咬合判断与椅旁处理""正畸治疗""牙列修复治疗""牙体病防治"等个性化问题。在全牙列水平的长期维护治疗中，恰当地判断和处理这些个性化问题，是每一位牙科医师的职业追求。相信读者能一边阅读对上述问题的临床解析，一边联想日常诊疗中临床患者的状态，并能从中获得启发。

本书的第三部分就"出血、牙面划痕、

牙龈退缩、根面敏感等牙周干预中的伴随状况""组织愈合过程与微创牙周治疗""临床决策的选择依据""患者依从性"等临床实践中的重要问题进行深度剖析，以期对临床医师有进一步的启发。

专业认知是医师们临床实践的底层支撑。它既依赖于无数前辈在探索中不断总结和归纳，也在经历被质疑、探究、更新和完善。临床诊疗过程不是简单模仿带教医师或者上级医师的临床操作。医师需在实践和思考中建立自身的知识和思维体系，不断提高评判自身诊疗行为的科学性与局限性的能力。希望本书能为读者在专业上的成长提供有益帮助。

本书的读者对象为在牙周诊疗上不满足于现状的全科医师、口腔内科医师、牙周医师，苦于牙周基础不够扎实的正畸医师、口腔修复医师，以及希望机构整体牙周诊疗能力有所提高的口腔医疗机构经营者。此外，读者还可参考我的另一本书——《牙周病的诊疗思路与临床操作》，获得思路上的初步理解和操作方面的细节信息。

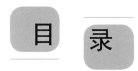

目 录

第二部分　牙周诊疗的个性问题

第三部分　牙周临床实践中的若干问题考证与展望

第一部分

牙周诊疗的
共性程序

付出充分的椅旁和案头时间，一步步地完成牙周积极治疗，并为患者提供基于其病情状态的长久牙周维护。

01 在牙科诊疗中树立"长久地陪伴每一位患者"的理念

理想的牙科诊疗框架

现代科技和口腔医学的进步为每位个体的牙体、牙周和牙列健康提供了理论和技术支撑。当代牙科诊疗的主要内容包括治疗和预防牙体组织疾病,阻断牙周组织的炎症破坏并防止其复发,个别部位的牙周组织再生或增量,通过合适的正畸治疗获得牙列咬合与美观的改善,以及通过各类修复治疗恢复牙列的功能和美观等。在此期间,利弊权衡之下,患者还可能要接受拔除重症或无功能患牙。

以牙体、牙周和牙列长期健康为追求目标的牙科诊疗,应建立在全面分析诊断的基础上,在帮助患者实现天然牙健康的基础上进行牙列水平的干预,并在积极干预后进行规律评估和长期维护(见图1)。

为使天然牙长期存留并行使其功能,牙科医师需努力分析造成牙周组织炎症和牙周支持组织破坏的病因因素,并尽力予以去除,从而阻断牙周破坏,即为牙周积极治疗。此阶段的目标还包括推动患者努力建立有益于牙周健康的行为习惯。

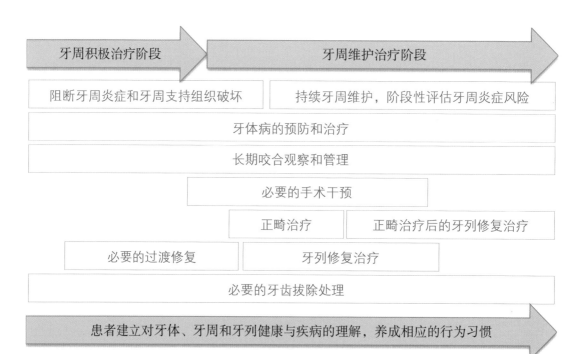

图1 牙科诊疗的理想框架

牙周炎症发生发展规律提示，经过积极治疗阻断牙周破坏后，还需为患者提供个性化的长期评价和干预，以防止炎症复发，从而帮助患者以最低的成本实现最大限度的健康维系，即为牙周维护治疗。牙列水平的正畸和修复干预，需在天然牙牙周炎症得以控制、患者处在维护治疗管理的照护之下实施。

与牙体牙髓病、正畸以及牙列修复等治疗过程相比，牙周诊疗最显著的特征是其长期性。对于牙科机构和医师而言，应努力陪伴每一位患者，予以恰当的防治干预，直到退离临床医师的职业生涯或者患者主动放弃；对于成人患者而言，则应在自己的能力范围内，在专业医师的陪伴下努力追求牙体、牙周和牙列咬合功能健康，直到主客观条件发生变化无法继续，以最大限度地获得与此相关的生活质量保障。

"长久陪伴"中牙科各专业医师间的合作

全科医师、口腔内科医师、牙周医师肩负对成人患者的全程牙周诊疗和管理的职责。正畸医师、口腔修复医师则应树立"全程牙周诊疗和管理"的病程框架，通过与全科医师、口腔内科医师、牙周医师的长期合作，努力把每一位成人患者都纳入长久牙科健康管理的体系中，在实现牙体和牙周健康的基础上，再行正畸、修复等牙列水平的干预（见图2）。

在国内当今牙科教育[①]和医疗体系中，一些接诊医师往往从患者诉求和自身专业背景以及"业绩需要"的角度考虑，偏重于过早地进行牙列水平的正畸或修复干预，在帮助患者实现合适程度的牙周炎症控制和长期照护方面有所不足。

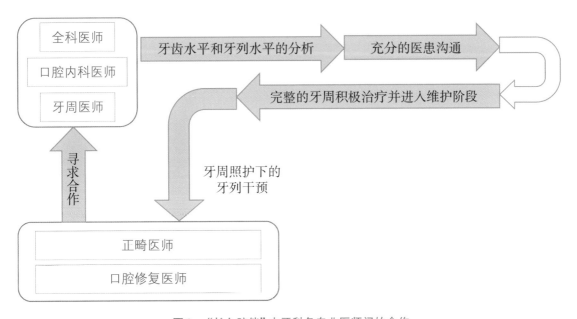

图2 "长久陪伴"中牙科各专业医师间的合作

---

① 叶畅畅，张彦，小林宏明.中、日、美高等口腔医学教育体系与科研人才培养［J］.中华口腔医学研究杂志（电子版），2021，15（3）：173-177.

这些不足主要表现在两个方面：一是首诊时对患者牙周状态的梳理过于粗略，看到出血、红肿、菌斑、牙石等表面现象后，习惯性地行洁治处理，而未从诊疗伊始就建立完整的病情分析以及相应的医患沟通，进而难以建立长期的牙周诊疗目标和规划；二是对牙周诊疗的长久性及各学科干预之间的关系认识不足，一些正畸或口腔修复医师妥协于"患者要求正畸或牙列修复""需要实现相应业绩""自己的专业特长不在牙周""难觅适宜合作的牙周诊疗和管理医师"，在患者牙周炎症指标缺失、状况不清晰、未处于真正维护管理的情况下，过早地进行正畸干预或者固定修复干预。

常令一些口腔医师困惑的另一个状况是，在经过牙周基础治疗后，很多患牙并未达到所期待的探诊深度（probing depth，PD）小于等于 4 mm 且 4 mm 位点不出血的炎症控制临床指标，而是仍有一些位点残留有牙周袋。此时，很多医师不知怎样处置这些牙齿，犹豫"要不要实施手术治疗"，也不确定正畸或修复等后续治疗的风险如何。也就是说，作为为患者进行了一段时间牙周诊疗的医师，缺乏对后续状况判断的自信；作为即将为患者进行正畸或牙列修复治疗的专科医师，在看到前序牙周治疗病程的书面记录以及当前临床状况时，认识和判断患者牙周风险的能力不足。

医师提高上述判断力的途径，不仅限于专业讲座、同行交流以及理论知识的学习，更重要的是在长期的"帮助患者更高效率、更低成本地实现和保持全牙列的牙周健康"的实践和追求中实现。这既包含对患者进行牙周诊疗照护，也包含医师自身临床沟通、思考和操作等诸项能力的精进（见图3）。

全科、口腔内科、牙周医师应主动努力陪伴每位患者的长期牙周维护。从这个意义上来说，每位医师在职业生涯中，每个机构在单位时间内，能够照护的患者数量有限。认识到上述有限性和对每一位患者长期照护的必要性，主动为患者提供合适的维护间隔和付出相应的椅旁时间，将推动医师帮助更多患者缩小与"理想的牙周健康"之间的差距，帮助医师把握牙周手术干预、正畸或修复等牙列干预的时机，并恰当地权衡各项干预的风险和利弊，帮助患者在获得更完善的牙列功能和更稳定的牙周健康状态中，逐渐延长维护间隔，从而降低患者获得牙列健康稳定的总成本。这一过程，也是医师不断增强自身牙周诊疗自信的过程。

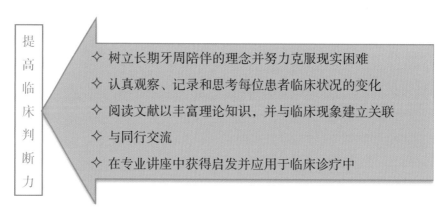

图3　医师提高牙周临床判断力的途径

机构的困境与可能的变革方向

自2019年以来，笔者以多点执业的方式，将临床诊疗与示教、椅旁技能训练与课堂讲解讨论相结合，以口腔医疗机构为单位向同行们传递上述理念和诊疗细节。几乎所有的口腔医疗机构都困于"洗牙的患者不愿意接受牙周治疗"。笔者总是鼓励这些机构负责人和医师，首先转变自身"先洁治、后谈牙周"的习惯，努力追求对每一位成人患者都进行完整检查和诊断分析，在专业沟通之后再行包括洁治在内的临床干预。

把"洁治"（在很多机构称为"洗牙"）设置为"团购品"或"赠品"，作为之后的"牙周治疗""牙体病治疗"，甚至所谓的"含金量更高"的"美学项目""正畸治疗""牙列修复治疗"等"引流手段"，是把"含金量"的追求置于"守护健康"的追求之前、对患者长期牙周健康的责任意识不足的表现。一些口腔医疗机构虽然主观上并没有"利用洁治引流患者"的意图，但在临床过程中，习惯性地把"洁治"置于完整的病情分析和详尽的医患沟通之前，错失了患者理解自身牙周状态的最佳时机，这往往需要更多的努力去弥补，最终将增加医患双方的成本。

"洁治前置于牙周完整诊疗"的惯性思维和临床模式，还可能导致医师仅满足于炎症表征的改善，即牙龈红肿出血等症状的改善，放弃了对患者真正牙周状态，也就是是否存在炎症未控制的位点或者牙齿，是否存在可干预却未能识别的病因因素的及时判断，使得医患双方止步于"定期洁治"，而非真正的牙周炎症控制与长期照护。

此外，有的口腔医疗机构带着"把洁牙团队的医师培养为规范地实施龈下刮治的医师"的规划，派遣年轻的"执业助理医师"或者"全科医师"学习牙周诊疗，而忽视了推动正畸及修复专科医师提升认知患者牙周状况的能力。寻求正畸治疗或需要牙列修复的成人患者，往往存在未控制的牙周炎症。由首诊正畸或修复专科医师主动转诊患者，在牙列干预之前进行完善的牙周准备，是患者获得充分牙周健康及未来修复体周健康的最佳途径。提升正畸和修复专科医师对患者的牙周状态的判断力，也将带动机构牙周诊疗整体机制的良性变革（见图4）。

在努力"长久地陪伴每一位患者"中实现职业理想

不确定性是牙周病学乃至医学的本质特征之一。在牙周长期维护中，医师和患者将共

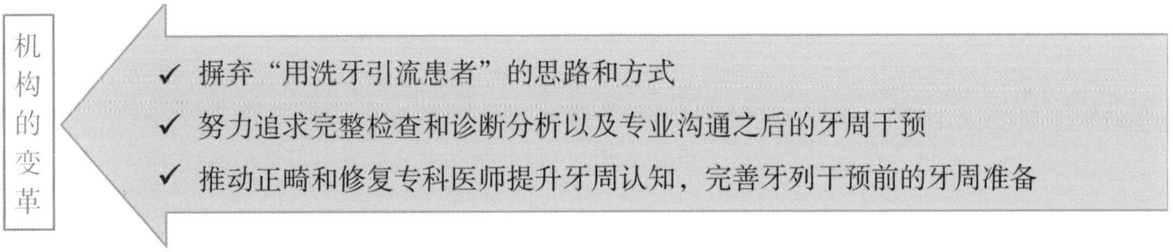

机构的变革

✓ 摒弃"用洗牙引流患者"的思路和方式
✓ 努力追求完整检查和诊断分析以及专业沟通之后的牙周干预
✓ 推动正畸和修复专科医师提升牙周认知，完善牙列干预前的牙周准备

图4　机构牙周诊疗机制的可能变革方向

同面对位点、牙齿甚至牙列水平的炎症难以控制、控制后复发以及各类不利咬合等问题。从这一意义上来说，长期的牙周照护，既是医师为患者提供的专业陪伴，也是患者为医师提供的宝贵指引。因此，在牙科诊疗和管理中树立"长久地陪伴每一位患者"的理念并努力静心追求，是帮助我们在貌似相似的个体临床诊疗程序中，获得更多个性化可控结果的可靠途径。

后续各章节将结合临床病例的诊疗过程，详述怎样利用临床提纲，一步一步地向"长久地陪伴每一位患者"的理想努力。

02 "长久陪伴"中牙周诊疗的环节设置

牙周积极治疗与维护治疗的理想目标

理想的牙周诊疗过程为一段时间的牙周积极治疗后，实现相应的"牙周临床健康"或者"治疗后稳定"状态，并在日后的长期维护治疗中，通过医患的共同努力，以最小的时间成本和经济成本，长期保持上述理想状态。

具体而言，对于牙龈炎患者，牙周诊疗的理想目标是"牙周临床健康"，即全牙列PD ≤ 3 mm，且探诊出血（bleeding on probing, BOP）（＋）小于10%，并长期维持（见图5）；对于牙周炎患者，牙周诊疗的理想目标是"牙周临床健康"或者"治疗后稳定"，后者指全牙列PD ≤ 4 mm，且BOP（＋）<10%，同时PD=4 mm的位点BOP（－），并长期维持[①]。

在真实世界（real world）诊疗中，并非每位患者的每颗牙齿都能在积极治疗后实现上述理想目标。多因素参与的炎症性疾病的内在本质、医学认知与干预手段的成熟度与局限性，医患双方在价值判断上的差异和患者行为能力上的起伏等，可能导致牙龈炎症状态波动、牙周袋残留或者复发、部分牙齿牙槽骨继续破坏甚至需要拔除患牙。作为临床医师，应在不断反思和精进自身知识技能过程中，努力去接近或实现理想的牙周诊疗结果。图6所示的是一位病情状况比较典型的患者首诊（2020年3月）至2023年11月近4年的病程记录，在本书第3章至第7章中，还将以该病例为线索，详细讲解各诊疗环节的每一个步骤。

牙周积极治疗与维护治疗的诊疗环节

牙周积极治疗阶段，即为去除病因因素、阻断疾病进展的诊疗阶段。此阶段的共性牙周诊疗环节如下：① 首诊完整分析评估和医患沟通；② 牙周非手术治疗；③ 再评估和首次牙周维护。此阶段也可能因患者的个性化需要实施必要的同期其他干预，如个别牙的咬合调整、牙体病预防和治疗、拔牙、过渡性牙列修复等。

牙周维护治疗阶段，是在全牙列水平积极治疗的基础上，实施以终生牙周稳定为理想目标的规律照护。此阶段的共性环节如下：① 牙周维护；② 阶段性评估和牙周维护。在此阶段，还可能因患者个别部位存在深残留牙周袋、根分叉病变、骨内缺损、膜龈问题等而实

---

① CHAPPLE I L C, DOMMISCH H, CLOGAUER M, et al. Periodontal health and gingival diseases and conditions on an intact and a reduced periodontium: consensus report of workgroup 1 of the 2017 world workshop on the classification of periodontal and peri-implant diseases and conditions [J]. Journal of Periodontology, 2018, 89(Suppl 1): S74–S84.

27、36
龋病治疗

拔除18、28、38、48

上唇系带修整术

牙周积极治疗阶段

| 牙周
首诊
2015 | 牙周
非手术
清创 | 牙周再评估和
首次牙周维护
2015 | 牙周
维护
2016 | 牙周
维护
2017 | 阶段评估和
牙周维护
2018 | 牙周
维护
2019 | 阶段
牙周 |

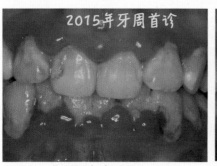

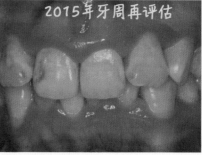

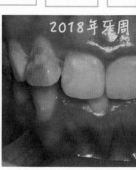

BOP（+）82%；
12颗牙齿PD≥4 mm

BOP（+）9%；
0颗牙齿PD≥4 mm

BOP（+）22%；
3颗牙齿PD≥4 mm

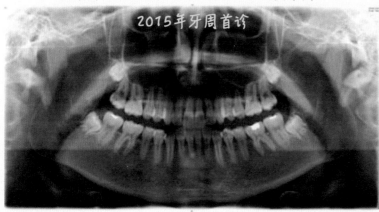

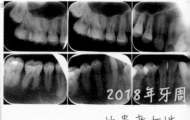

此患者女性，

牙周诊断：
牙体诊断：
牙列诊断：

图5　牙龈炎（广泛型）患者

注：此病例的正畸治

16、26龋病治疗

正畸治疗

牙周维护治疗阶段

评估和维护 2019	牙周维护 2020	阶段评估和牙周维护 2020	牙周维护 2021	阶段评估和牙周维护 2022	牙周维护 2022	阶段评估和牙周维护 2023

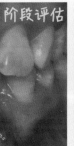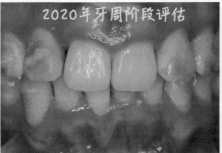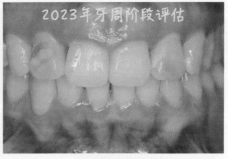

BOP（+）46%；
7颗牙齿 PD≥4 mm

BOP（+）6%；
0颗牙齿 PD≥4 mm

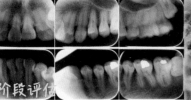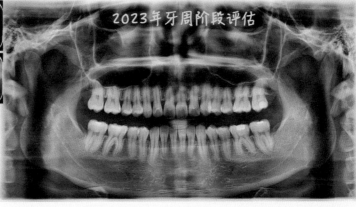

首诊时14岁，身体健康。

牙龈炎（广泛型，青春期）
27、36龋
安氏1类错𬌗畸形

积极治疗后的长期维护治疗

疗由郁岷医师完成。

此患者女性，1983年出生，身体健康。

2014年曾因牙龈出血肿胀就诊，诊断为慢性牙周炎，未接受治疗。

2019年因症状加重再次就诊，诊断为慢性牙周炎，建议拔牙（18、16、28、38、48）并行牙周治疗，患者未接受拔牙和治疗。

2020年初接受牙周完整评估，诊断为牙周炎（3期C级，广泛型）。

拔除保留无望患牙 16

牙体病诊疗 14、15、24、25

牙周积极治疗阶段

牙周首诊 2020

牙周非手术清创

牙周再评估和首次牙周维护 2020

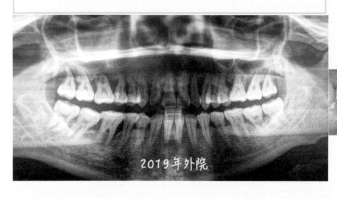
2019年外院

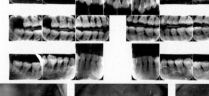
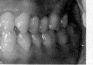

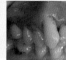

2020年牙周首诊
BOP（+）60%；24颗牙齿PD≥4 mm

图6 牙周炎（3期C级,广泛型

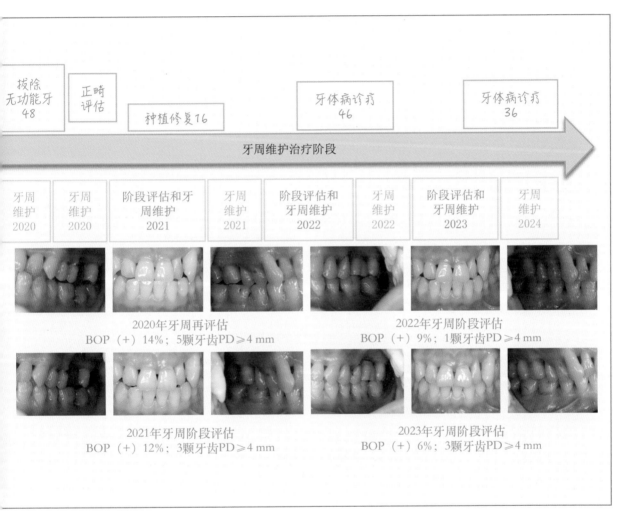

拔除
无功能牙
48

正畸
评估

神植修复16

牙体病诊疗
46

牙体病诊疗
36

牙周维护治疗阶段

| 牙周维护 2020 | 牙周维护 2020 | 阶段评估和牙周维护 2021 | 牙周维护 2021 | 阶段评估和牙周维护 2022 | 牙周维护 2022 | 阶段评估和牙周维护 2023 | 牙周维护 2024 |

2020年牙周再评估
BOP（+）14%；5颗牙齿PD≥4 mm

2022年牙周阶段评估
BOP（+）9%；1颗牙齿PD≥4 mm

2021年牙周阶段评估
BOP（+）12%；3颗牙齿PD≥4 mm

2023年牙周阶段评估
BOP（+）6%；3颗牙齿PD≥4 mm

患者积极治疗后的长期维护治疗

施个性化的手术干预，可能因患者牙齿松动和咬合创伤而进行相应处置，一些预后存疑的患牙可能在维护治疗阶段病情加重转向保留无望而需拔除，因患者牙列状态而实施的正畸和（或）长期修复干预也应在此阶段进行（见图7）。

医患双方利益平衡下的诊疗费用设计

公平合理且对于医患都具可持续性的诊疗费用体系，是帮助医患双方在漫长的牙周维护中持之以恒地追求科学、高效、低成本牙周健康的根本保障，并有助于推动医师努力反思治疗结果和精进临床能力，进而增进对患者的健康帮助。这一费用体系的建立和完善，应从临床专业、卫生经济、医疗保险、社会保障等多个角度共同探索，并且随着学科发展、社会变革、时代演变而不断调整[①]。

当前由各省区市发展和改革委员会发布的中国公立医院牙周诊疗价格体系中，多以"洁治/牙或牙列""龈下刮治/牙""牙面光洁术/牙或/牙列"等具体操作为衡量单位。在美国的诊疗项目编码（code on dental procedures and nomenclature, CDT）系统中，则以"完整牙周评估""分区洁刮治和根面平整"等诊疗内容作为衡量单位[②]。相比而言，后者的思路中包含了以整体临床诊疗目标为导向的细节内容和临床操作，易于体现医师个性化思考和临床操作能力的积累，体现不同状态的患者获得全面管理时在费用支出上的差别，从而实现对医患双方都

相对公平的医疗服务具体价格。

2021年，笔者曾以一位典型3期C级广泛型牙周炎患者积极治疗阶段的诊疗为例，就其牙周积极治疗过程，对分布于22个省区市的牙周医师（中华口腔医学会牙周病学专业委员会委员或其科室骨干，以牙周病诊疗为其门诊主要日常工作的医师），进行了一项小型真实世界诊疗费用的调查，获得51份有效问卷，结果提示各机构牙周诊疗收费差异巨大（3 500～25 000元）。在此基础上，12位中华口腔医学会牙周病学专业委员会的委员就"你认为该病例积极治疗阶段的合理费用是多少元？""你认为自身牙周诊疗每小时椅旁时间的合理收费是多少元？"2个问题参与了第二轮调查，平均值分别为6 458.3元和1 341.6元（见图8）[③]。

基于上述思考和探索，笔者在私立机构的执业实践中对诊疗收费进行了规划和调整：将收费项目设置为"完整牙周评估诊断及治疗指导""牙周非手术清创""再评估和首次牙周维护""牙周维护""阶段评估和牙周维护"等，即以临床诊疗的内容和目标作为收费依据，而非以"全口探诊检查""电子探针检查"等检查项目，以及"龈上洁治/牙列""龈下刮治和根面平整/牙""局部麻醉/次"等操作项目作为收费依据（见表1）。目前笔者以每小时诊疗1 000～1 700元为费用范围（执业地为上海市）。

牙周积极治疗和维护治疗的医疗费用存在个体差异。就牙列水平的牙周积极治疗而言，因探诊深度和探诊出血状态、骨破坏形式、

① 陈文.卫生经济学［M］.4版.北京：人民卫生出版社，2017.
② 刘大力.牙周病的诊疗思路与临床操作［M］.上海：上海交通大学出版社，2020：65-71.
③ 刘大力.广泛型Ⅲ期C级牙周炎患者牙周非手术积极治疗阶段的椅位时间与直接经济成本初探［G］//2021年中华口腔医学会牙周病学专业委员会第十三次学术年会暨多学科联合治疗牙周病学术论坛论文汇编.2021：461-462.

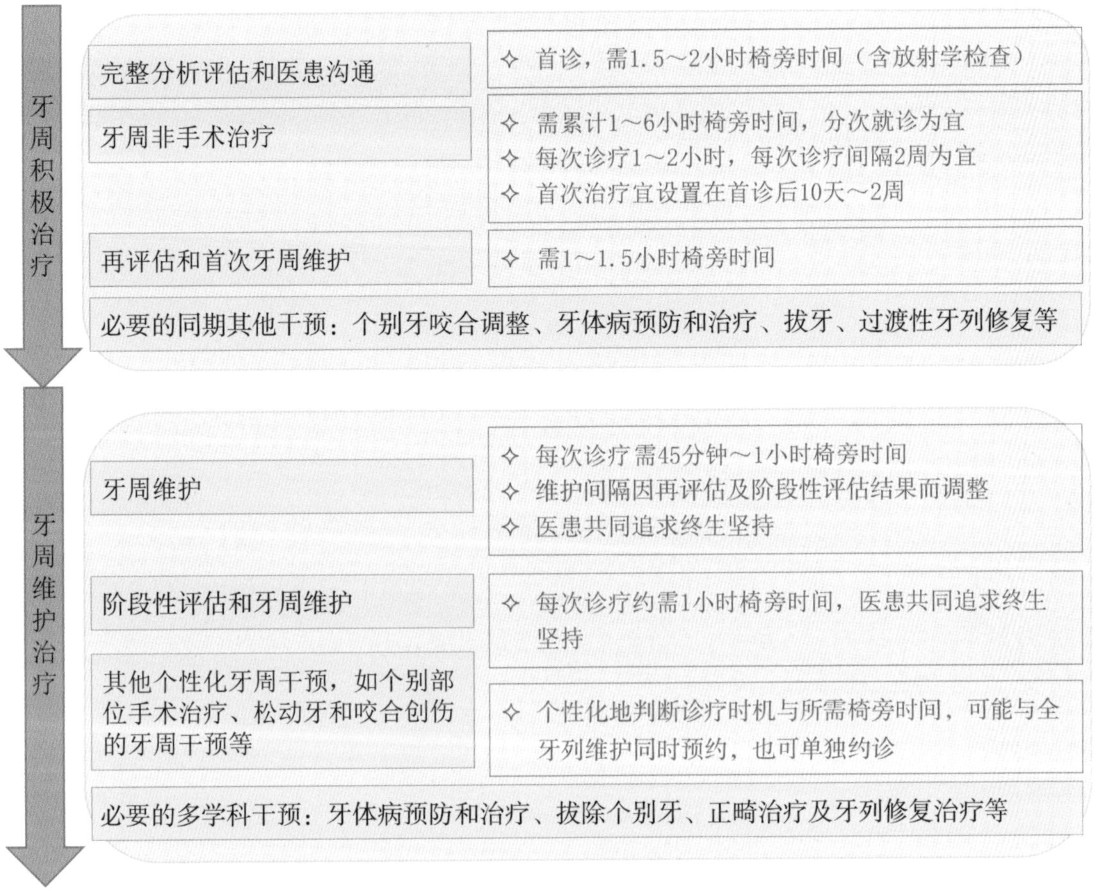

牙周积极治疗
完整分析评估和医患沟通
✧ 首诊，需1.5～2小时椅旁时间（含放射学检查）
牙周非手术治疗
✧ 需累计1～6小时椅旁时间，分次就诊为宜
✧ 每次诊疗1～2小时，每次诊疗间隔2周为宜
✧ 首次治疗宜设置在首诊后10天～2周
再评估和首次牙周维护
✧ 需1～1.5小时椅旁时间
必要的同期其他干预：个别牙咬合调整、牙体病预防和治疗、拔牙、过渡性牙列修复等
牙周维护治疗
牙周维护
✧ 每次诊疗需45分钟～1小时椅旁时间
✧ 维护间隔因再评估及阶段性评估结果而调整
✧ 医患共同追求终生坚持
阶段性评估和牙周维护
✧ 每次诊疗约需1小时椅旁时间，医患共同追求终生坚持
其他个性化牙周干预，如个别部位手术治疗、松动牙和咬合创伤的牙周干预等
✧ 个性化地判断诊疗时机与所需椅旁时间，可能与全牙列维护同时预约，也可单独约诊
必要的多学科干预：牙体病预防和治疗、拔除个别牙、正畸治疗及牙列修复治疗等

图7　牙周积极治疗和长期维护的诊疗环节及时间规划

14 000
12 000
10 000
8 000
6 000
4 000
2 000
0
诊疗费用/元
当前总平均费用
当前公立机构平均费用
当前私立机构平均费用
牙周专家意见
5 062.4
3 814.4
7 558.4
6 458.3
1 088.5
844.8
1 605.6
1 341.6
总费用
每小时费用

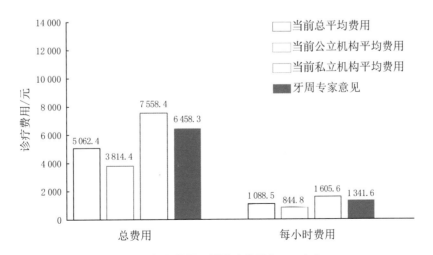

图8　真实世界牙周诊疗费用(2021年)

注：该调查采用典型病例法，以一例典型3期C级广泛型牙周炎患者为样本。

表 1　牙周诊疗项目设置

项目名称	内　容　描　述	椅旁时间
完整牙周评估诊断及治疗指导	① 病史收集 ② 拍摄临床照片 ③ 口腔及牙周临床检查 ④ 放射学检查及读片 ⑤ 资料整理分析 ⑥ 治疗计划拟定和医患沟通(附赠市价30～50元的口腔清洁工具)	1.5～2小时
牙周非手术清创A	① 病史收集和检查分析 ② 必要部位局部麻醉 ③ 根据病情组合使用各类器械行非手术清创 ④ 必要部位咬合调整	1小时
牙周非手术清创B	① 病史收集和检查分析 ② 必要部位局部麻醉 ③ 根据病情组合使用各类器械行非手术清创 ④ 必要部位咬合调整	2小时,需分为2次就诊
牙周非手术清创C	① 病史收集和检查分析 ② 必要部位局部麻醉 ③ 根据病情组合使用各类器械行非手术清创 ④ 必要部位咬合调整	3小时,需分为3次就诊
牙周非手术清创D	① 病史收集和检查分析 ② 必要部位局部麻醉 ③ 根据病情组合使用各类器械行非手术清创 ④ 必要部位咬合调整	4小时,需分为4次就诊
再评估和首次牙周维护	① 病史收集 ② 拍摄临床照片 ③ 口腔及完整牙周临床检查 ④ 资料整理分析和调整治疗计划 ⑤ 首次全牙列牙周维护,必要部位行局部麻醉,必要部位行咬合调整	1小时
牙周维护A	① 病史收集 ② 口腔及牙周临床检查 ③ 资料整理分析和调整治疗计划 ④ 全牙列牙周维护,必要部位行局部麻醉,必要部位行ENAP,必要部位行咬合调整及松牙固定,必要部位行脱敏治疗或氟化物凝胶涂布	45分钟～1小时
牙周维护B	① 病史收集 ② 口腔及牙周临床检查 ③ 资料整理分析和调整治疗计划 ④ 全牙列牙周维护,必要部位行局部麻醉,必要部位行ENAP,必要部位行咬合调整及松牙固定,必要部位行脱敏治疗或氟化物凝胶涂布	1小时
阶段评估和牙周维护	① 病史收集 ② 拍摄临床照片 ③ 口腔及完整牙周临床检查 ④ 资料整理分析和调整治疗计划 ⑤ 全牙列牙周维护,必要部位行局部麻醉,必要部位行ENAP,必要部位行咬合调整及松牙固定,必要部位行脱敏治疗或氟化物凝胶涂布	1小时

注: ENAP为切除性新附着术(excision new attachment procedure)。

根分叉受累情况等病情不同,治疗所需椅旁时间也有所不同。在长期维护治疗中,残留牙周袋状况和个体水平炎症复发易感性不同,所需维护间隔也有差异[1]。医师和患者一起努力减少残留牙周袋位点,且不断减少各炎症风险因素,使牙周状态更为稳定,所需维护的间隔得以逐渐延长,患者为牙周维护付出的时间成本和经济成本得以逐渐减少。

医师的专科背景和专业积累不同,为患者提供的牙周帮助程度也有差异[2]。这些差异应合理地体现在诊疗费用上,一方面有助于为患者提供公平的医疗服务;另一方面也可推动医师督促自己通过知识储备和技术能力的提升,追求对患者的最大帮助。

首诊前沟通的场景与内容

患者们往往通过各种途径来到全科医师、口腔内科医师或牙周医师的诊间寻求牙周帮助。这些途径包括:① 患者主动与机构联系,用电子自助方式或者口头沟通方式完成首诊预约;② 患者直接或者经由各种途径介绍,联系到全科、口腔内科或牙周医师要求预约诊疗;③ 患者因正畸或者牙列修复诉求,由正畸专科医师或者修复专科医师首诊后转诊。

牙周首诊之前,转诊医师或者医疗机构应帮助患者了解到牙周诊疗具有长期性的特征。无论患者来自哪一种途径,如果能在首诊前通过机构、临床医师或者正畸、修复医师的口头或者文字沟通获得以下信息,将使后续的诊疗过程更为顺畅:① 首诊将基于患者状况进行牙周情况的判断并大致规划诊疗过程,而并非立即进行洁治治疗;② 首诊需1.5～2小时的椅位时间,用于完成上述过程,并将产生相应的费用;③ 后续牙周治疗的就诊次数与间隔频率将依首诊检查结果而确定。

① SCHWENDICKE F, KROIS J, ENGEL A S, et al. Long-term periodontitis treatment costs according to the 2018 classification of periodontal diseases [J]. Journal of Dentisty, 2020(99): 103417.
② LEAVY P G, ROBERTSON D P. Periodontal maintenance following active specialist treatment: should patients stay put or return to primary dental care for continuing care? A comparison of outcomes based on the literature [J]. International Journal of Dental Hygiene, 2018, 16(1): 68−77.

03 首诊完整分析评估和医患沟通

牙周首诊是医师收集患者病史与病情状态的过程，也是医师向患者传递牙周病的基本道理和牙周诊疗框架、表达人文关怀的过程。医师按照临床提纲有序完成每一个步骤，确保完整地收集必要的信息，有助于全面地分析病况以及顺畅地进行后续诊疗。首诊的椅旁时间需1.5～2小时。各步骤的顺序设置如图9所示。

下文将以图6示例患者张女士的诊疗过程为例，详述各步骤。

收集病史

询问病史所获得的信息可以帮助医师整体了解患者的状态和期待，应放在第一步，需5～15分钟（见图10）。

医师从最初按照提纲机械问答到能够个性化地调整问诊顺序和详略程度，并且迅速将问诊信息与疾病内涵关联起来，是一个不断成长的过程[①]。在这个过程中，医师需要两个方面的积累：一是努力培养自身完整收集每一位患者详细病史的临床习惯，不断反思顺畅交流的细节，并且重视在之后的复诊中补充遗漏的问题；二是努力完善自身牙周病学基础知识体系，理解患者的行为习惯、全身背景、家族史与牙周状态之间的内在关联，思考口腔病程中牙周组织的可能演变，从而实现在完整且高效的病史问询的同时，加工所获信息并向患者传递专业思考的诊疗状态。

拍摄临床照片

拍摄临床照片需4～6分钟，笔者常使用"9张法"进行拍摄[②]。为最高效率地获取和利用临床照片观察患者牙周软组织状态，笔者努力实现快速"所拍即所用"，也就是取景范围即观察的目标范围（通常为4～6颗牙齿），避免裁剪图片而降低清晰度和占用额外时间；力求取景角度与龈缘线平行，避免后期调整图片角度；及时将9张图片以拍摄时的方向直接排列至幻灯片文件中，而不进行二次旋转调整。上述拍摄和整理临床照片的方式帮助笔者实现了高效率地为每一位患者在其病程的关键节点拍摄临床照片（见表1），所形成的全牙列牙周组织图片文件如图11所示。

镜头放大后的牙周、牙体和牙列，可以展现更多的局部细节，此时患者的牙周组织尚未因器械检查而变化（如探诊后出血），作为未经

---

① 若水.看牙记［J］.同舟共进，1997，10（2）：29-31.
② 刘大力.牙周诊疗的"法"与"器"（二）［EB/OL］.（2021-01-21）［2023-05-04］.https://mp.weixin.qq.com/s/woQGihg0pTMaENJ5UKv4Ww.

完整分析评估和医患沟通

1. 收集病史

过敏史→全身性疾病和状态史→服药史→近期体检史→口腔相关习惯史→当前症状及以往症状变化过程史→颞下颌关节状态→家族史→既往牙科治疗史

2. 拍摄临床照片

3. 临床检查

口外检查→口内黏膜视诊→牙周软组织视诊→咬合状态视诊→咬合运动视诊与触诊→牙列缺损与修复记录→牙体缺损与修复记录→松动度检查→探诊目的说明→探诊深度与出血指数→釉牙骨质界探诊→根分叉区水平探诊→口腔清洁状态观察与记录

4. 拍摄X线片和初步读片

5. 初步椅旁诊断和拟定治疗计划

牙周疾病与状态诊断→牙体疾病与状态诊断→牙列疾病与状态诊断→个体水平疾病与状态诊断→形成初步治疗计划

6. 医患沟通和预约复诊

疾病状态和阶段治疗目标→治疗规划和大体环节→治疗中的可能状况与对应策略→各环节的诊疗费用→患者需建立的习惯→在患者理解接受的基础上预约后续就诊时间

图9　首诊完整分析评估与医患沟通步骤设置

干预的基线（base line）状态，最为客观真实。

把规律地为每一位患者拍摄临床照片作为临床诊疗流程的一部分，并在分析患者病情时认真对比，可以帮助医师更快地成长；在牙周长期诊疗中，临床照片可以帮助医师发现和反思更多的细节变化（见图12），成为评估患者对牙周干预的反应性、调整治疗方案和分析个体风险的重要参考。

病史收集				
姓名 张*	出生年月 198308	基线日期 20200322	年龄 37	联系电话 139********

过敏史： 无 ✓ 有（种类/频率/缓解方式： ）

全身疾病和状态/年数/目前疾病控制状况：无

高血压	糖尿病	其他心血管系统疾病	其他内分泌系统疾病
呼吸系统疾病	消化系统疾病	类风湿关节炎	骨质疏松症
手术史	妊娠/哺乳状况	焦虑/紧张/压力/睡眠状况	其他疾病/状态

201308—201406妊娠

服药情况：无

近期全身体检时间/主要情况：201912体检，无异常发现

口腔习惯：

牙刷种类/频率/时长：手用牙刷/每日2次/每次2~3分钟		刷毛特点：软毛✓ 中毛 硬毛
牙间工具/频率： （牙线/牙间隙刷/牙签/冲牙器）牙线，1次/日		
漱口水种类/频率：无		
吸烟状况：无 目前吸烟（ ）支/日（ ）年 已戒烟（ ）年 烟草替代物		
相关习惯： 夜磨牙 紧咬牙 口香糖 咬指甲 口呼吸 偏侧咀嚼 咬硬物 无		

牙相关症状/部位/时间：

牙龈出血：开始时间/变化过程/自发或诱发 妊娠期开始出血，产后减轻，目前偶尔刷牙出血
牙龈肿胀/口腔异味：偶尔
牙龈退缩/食物嵌塞/牙颈部敏感：近1~2年出现
牙齿移位：无
牙齿松动/咀嚼无力/松动失牙：右上牙咬合无力半年
其他不适：无

颞下颌关节症状：无

晨醒关节疼痛/僵硬	关节或者颞部疼痛	下颌运动相关性关节不适/状况

家族牙周相关疾病史：无 **家族系统慢性疾病史：无**

牙周治疗史：2014年口腔医院牙周科就诊，未接受治疗；2019年牙病防治所就诊，未接受拔牙计划和牙周治疗

其他牙科诊疗史：2019年牙病防治所建议拔牙（5颗），目前已拔除右上智齿

患者就诊缘由/途径/诉求:希望得到专业牙周诊治/互联网医院咨询后选择/对"拔除5颗牙"的建议有疑惑

图10 首诊病史收集记录（示例患者）

注：蓝色字体为椅旁记入。

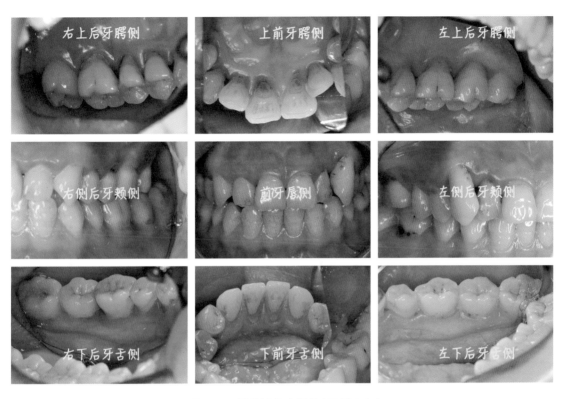

图11　牙周首诊临床照片（示例患者）

注：除前牙区唇侧照片外，其余8张照片均为借助反光板摄得的镜像照片。

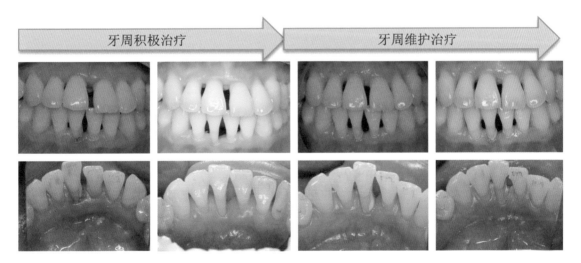

图12　对比临床照片发现上下前牙位置的缓慢变化

临床检查

临床检查需20～30分钟。

检查过程遵循由远及近，从视诊检查到器械检查，从牙列检查到牙体牙周检查的顺序。助手配合提示提纲中所列检查步骤并记录，医师进行检查并口述检查结果，同时要在头脑中不断思考所获信息，思考形成眼前所见的病因因素及合理的干预方式（见图13）。

在牙周探诊前，医师应向患者简要说明牙齿、牙槽骨和牙龈在生理和病理状态下的关系，以及探诊的目的。这一说明可引导患者在被探诊和听到探诊读数时，理解以毫米为单位的读数的意义，从而为进一步理解自身牙周治疗需要打下基础。笔者采用一边绘制简图一边说明的方式，以帮助患者集中注意力理解医师的讲解思路（见图14）。简图的内容包括向患者说明健康牙周组织和早期局限于牙龈组织的可逆炎症状态，牙周袋形成与导致牙槽骨破坏的牙周状态，以及当今学科发展阶段下的牙周治疗后的理想状态——在消除牙周袋的同时，炎症性牙龈的退缩和牙周支持组织的有限再生。

在牙周探诊过程中，依据探诊出血情况记录牙龈出血指数（bleeding index, BI）。为提高患者听到医师报告指数时的理解程度，笔者以"A、B、C、D、E"代替出血指数中的数字0～5，并将临床意义相似的BI=0和BI=1合并为"A"。

拍摄X线片和初步读片

根据临床检查所见，医师可建立对患者牙周组织情况的大致想象，由此判断"根尖片""咬合片""全颌曲面体层片"中，适合于该患者的X线检查类别。就示例患者而言，其数月前在外院摄得全颌曲面体层片，笔者首诊时为其拍摄全牙列根尖片和咬合片（见图15）。

影像学检查用于判断当下牙周组织破坏程度和活跃度，预测其未来可能的变化，捕捉咬合相关的病因因素，甄别可能有再生机会的牙周病损部位，发现同时存在的牙体和根尖周病损，从而为患者提供最优化的治疗策略。同时，影像学资料也是帮助患者理解自身疾病状态和医师诊疗方案，推动患者配合治疗的直观工具。因此，影像学检查已成为完整牙周检查不可缺少的一部分。作为普通首诊患者，笔者曾分别就诊于日本某大学齿学部牙周门诊（2005年）和美国某口腔卫生士学校教学门诊（2018年），临床检查后分别摄得根尖片以及根尖片和咬合片的影像学检查资料（见图16）。

在首诊过程中，探诊结果提示牙周诊断为"牙龈炎"或者"临床健康"的成人患者，笔者以全颌曲面体层片作为其放射学检查项目；临床检查提示为"牙周炎"的患者，则为其选择根尖片和咬合片检查方式，并酌情加拍全颌曲面体层片辅助判断。

从患者获益程度以及放射学检查的合理最低剂量（as low as reasonably achievable, ALARA）原则考量，目前不宜以锥形束投照计算机体层摄影（cone beam computed tomography, CBCT）代替根尖片或咬合片以及全颌曲面体层片等二维影像资料进行全牙列牙周首诊影像学检查评估。体外研究报告三维CBCT在辨别局部骨开裂、骨开窗、骨内缺损、根分叉病损方面更具有准确性[1][2],因此宜用于观察个别部位的牙周骨形态,可在全牙列炎症控制稳定后使用小视野模式进行。在首诊全牙列评估阶段,椅旁重点在于建立对患者整体状况而非局部状况的把握,不适于将CBCT纳入全牙列常规检查流程。笔者观察到,习惯以CBCT进行全牙列牙周影像学检查评估的口腔医疗机构或者医师,鲜少真正逐颗牙齿地阅读其放射学表现,也就难以建立CBCT影像学表现与患牙预后的联系。

在有限的首诊椅旁时间中,医师只能判读整体牙槽骨破坏状况,难以实现逐牙详读放射学表现。这项工作宜在椅旁诊疗之后的病例资料整理分析过程中进行(见第4章)。

初步椅旁诊断和拟定治疗计划

综合上述信息形成初步的椅旁诊断,包括牙周诊断、牙体病诊断和牙列与咬合状态诊断,以及相关的个体诊断。也就是说,牙周首诊不仅仅着眼于牙周炎症状态,还应综合牙体、牙周、牙列和个体的其他状态进行判断,进而形成以全牙列长期健康、功能与美观兼顾为目标的治疗程序和框架(见图17)。

医患沟通和预约复诊

随着病史收集和各项检查的进行,患者对牙周健康与疾病状态逐渐建立了初步认识。在此基础上,医师总结其病况,并向患者进一步传递几个方面的信息,帮助患者理解自身状态,形成长期追求牙周健康的基本诊疗框架,帮其了解诊疗中的可能感受,以及习得更有效的口腔清洁方法。这个过程需15～30分钟。

笔者设计了沟通提纲,以保证信息传递的完整性,帮助患者最大限度地理解医师的诊疗思路和自身的配合要点(见图18),以下逐一解读这些信息。

(1)牙周健康、疾病、非手术清创以及长期维护的基本道理。

在前述介绍探诊检查简图(见图14)的基础上,解释牙周诊疗过程中医师椅旁清创的目标在于用合适的工具组合,帮助患者建立实现理想愈合的局部环境。患者需同时通过日常良好的口腔清洁,阻止菌斑形成,才有可能实现理想愈合。在此过程中,医患的努力不能互相替代。

(2)相对个性化的牙周诊疗框架。

该框架的首要层次为积极治疗后的长期维护。也就是说,医师首先应帮助患者树立牙周诊疗长期性的思路,这是实现最小成本下的牙周状态长期稳定的基础;继而说明积极治疗阶段计划的就诊次数和就诊间隔,每次就诊时长和诊疗内容,维护治疗阶段的就诊间隔设置原则和诊疗内容与目标。在此基础上,结合患

① BAGIS N, KOLSUZ M E, KURSUN S, et al. Comparison of intraoral radiography and cone-beam computed tomography for the detection of periodontal defects: an in vitro study [J]. BMC Oral Health, 2015(15): 64.
② MANDELARIS G A, SCHEYER E T, EVANS M, et al. American academy of periodontology best evidence consensus statement on selected oral applications for cone-beam computed tomography [J]. Journal of Periodontology, 2017, 88(10): 939-945.

临床检查				
口外视诊/触诊：				无异常发现 ✓
口内黏膜视诊：下唇/上唇/左颊/右颊/腭/口底/舌/唾液				无异常发现 ✓
口腔异味： 无	轻微 ✓		明显	
牙周软组织视诊：				
牙龈生物型： 薄	厚	炎症明显无法判断		已退缩无法判断 ✓
系带肌肉附丽/附着龈：38、48颊侧附丽至龈缘				无异常发现
龈缘位置： 退缩为主 ✓		增生为主		
牙龈颜色和形态： 暗红为主 ✓	鲜红为主	粉红为主	扇贝为主	圆钝为主 ✓
其他：				无异常发现 ✓
咬合状态视诊：				
拥挤错位/开𬌗/对刃/反𬌗/锁𬌗： 23唇侧错位，12、22舌侧错位				无异常发现
左侧磨牙关系（3）类	左侧尖牙关系（3）类	右侧磨牙关系 （1）类	右侧尖牙关系（3）类	
前牙覆盖 左侧中切牙 5mm	右侧 中切牙 4mm	前牙覆𬌗 颈1/3	中1/3	切1/3 ✓
后牙接触特点与垂直止点稳定性：				无异常发现 ✓
横颌与纵颌曲线特征：				无异常发现 ✓
磨损部位与特征：11、21舌隆突磨损				
咬合运动视诊与触诊：				
正中咬合： 未接触部位	（未见 ✓）	震颤/早接触 16 咬合震颤		无异常发现
前伸运动： 引导 11、21		震颤/早接触/干扰 17、48间干扰		无异常发现
左侧侧方运动： 引导 23		震颤/早接触/干扰		无异常发现 ✓
右侧侧方运动： 引导 13		震颤/早接触/干扰		无异常发现 ✓

图13 首诊临床检

注：① 蓝色字体及牙周检查表中的手写体为椅旁记入；VAS-OH为视觉模拟口腔清洁程度评分（visual analogue score-oral hygiene）
② 牙面清洁是实现牙周健康的重要途径。自20世纪60年代以来，人们使用各种方式评价牙面沉积物的量，包括菌斑指数、软垢
钟椅旁时间。这在临床实践中不具有对每位患者均长期规律实施的可行性。
笔者参考疼痛的视觉模拟评分法，设计使用VAS-OH，由医师根据口腔临床检查过程中所见牙面沉积物状况进行整体评分，10分
实施的可行性；b. 记录时患者知情，具有激励患者的作用；c. 由同一医师持续对同一患者进行评价和记录，可实现纵向可比性

临床检查

检查记录顺序：

① 牙列缺损与修复	② 牙体缺损与修复
③ 松动度	④ 探诊深度/出血指数/溢脓
⑤ 龈缘至釉牙骨质界	⑥ 根分叉水平探诊
⑦ VAS-OH　　7.5	

上颌牙列检查表

项目		8	7	6	5	4	3	2	1	1	2	3	4	5	6	7	8
牙齿松动度				2			1										
根分叉水平探诊(mm)				9											｜ ｜		｜ ｜
				｜9｜													
龈缘-釉牙骨质界	颊																
	舌																
出血指数(BI)	颊		C	C	D	C	D	C	C	B	D	C	C	C	D	C	C
	舌		D	D	D	D	C	A	A	B	B	C	A	C	D	D	D
探诊深度(PD)	颊		8 3 8	6 2 5	7 3 6	3 2 7	7 3 6	6 2 3	3 2 6	4 2 4	6 2 6	6 2 4	3 5 7	7 3 6	6 4 4	4 4 4	3 2 7
	舌		8 9 6	5 5 5	7 3 6	6 3 5	5 2 3	3 2 3	2 2 2	1 3 4	5 5 5	2 3 3	2 7 6	3 5 5	4 4 3	2 3 3	3 7
牙位特异性说明		拔除			继发龋	龋								龋	龋		
牙位		**8**	**7**	**6**	**5**	**4**	**3**	**2**	**1**	**1**	**2**	**3**	**4**	**5**	**6**	**7**	**8**

下颌牙列检查表

牙位特异性说明							先天缺失		先天缺失								
探诊深度(PD)	舌	7 3 3	3 6 5	5 6 3	2 4 4	3 2 3	2 2		2 1 2	2 1 2		2 1 2	3 2 3	2 3 3	4 4 5	5 3 3	3 3
	颊	5 4 3	3 6 6	2 6 3	2 3 2	3 2 3	2 3		3 2 3	2 3 2		2 1 3	3 2 4	3 2 3	3 4 4	4 3 4	3 3 4
出血指数(BI)	舌	B	B	B	D	D	A		C	B		A	C	C	D	C	B
	颊	C	B	B	C	C	C		B	A		B	C	C	B	B	3
龈缘-釉牙骨质界	舌																
	颊																
根分叉水平探诊(mm)				4													
				3													
牙齿松动度									1								

查记录（示例患者）

指数、结石指数、简化口腔卫生指数、菌斑染色色百分比等。在使用这些指数时，需要逐牙记录方可获得准确结果，因此常需5～10分

全牙列牙面光洁无沉积物。患者每次就诊均可实现该项记录。这一方法优点在于：a. 节约了椅旁观察记录的时间，保证了长期

其局限性在于医师之间的一致性有待评估和完善。

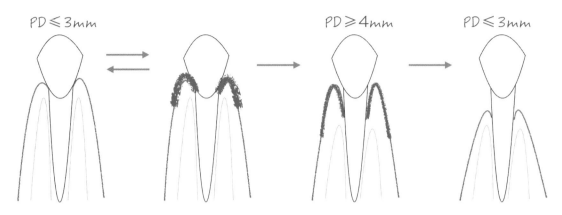

图14 一边绘简图,一边向患者说明牙周健康状态、疾病状态和治疗后理想状态

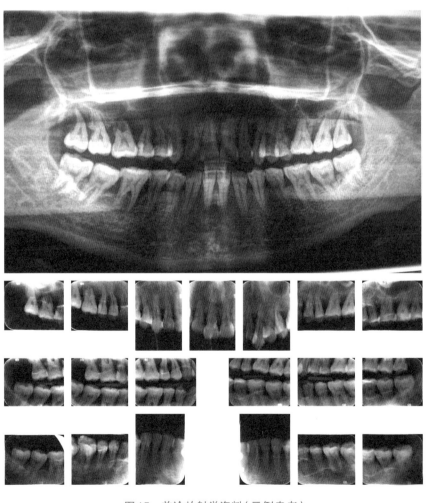

图15 首诊放射学资料(示例患者)

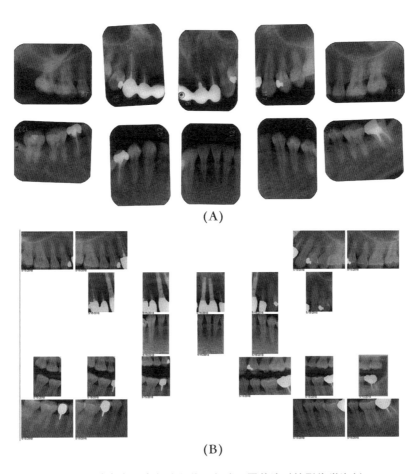

(A)

(B)

图16 笔者在日本(A)和美国(B)牙周首诊时的影像学资料

初步椅旁诊断及治疗计划
牙周诊断: BOP (+) %= (B13 +C 21x2+D 17x3) ÷ (29x6) = 106 ÷ 174 = 61 %;
PD≥4 mm 23颗; PD≥5 mm 17颗　　　牙周炎 (3~4期)
牙体/个别牙诊断: 14、15、24、25 龋 (牙体诊疗); 16 牙周牙髓联合病变 (根折?拔除);
48 无功能牙 (拔除)
牙列诊断: 错殆 (择期正畸会诊);
16拔除后牙列缺损 (择期牙列修复)
个体诊断:

图17 首诊椅旁诊断及治疗计划(示例患者)

注: ① 蓝色手写体为椅旁书写的内容。
　　② 使用出血指数记录患者探诊出血状况时,每牙记录颊侧和舌侧2个位点,以此直接换算为探诊出血百分比的结果,较每牙记录6个位点所获结果高估病情,因此笔者采用加权方式进行计算,即按照B为1个位点出血、C为2个位点出血、D为3个位点出血的方式计算探诊出血百分比。

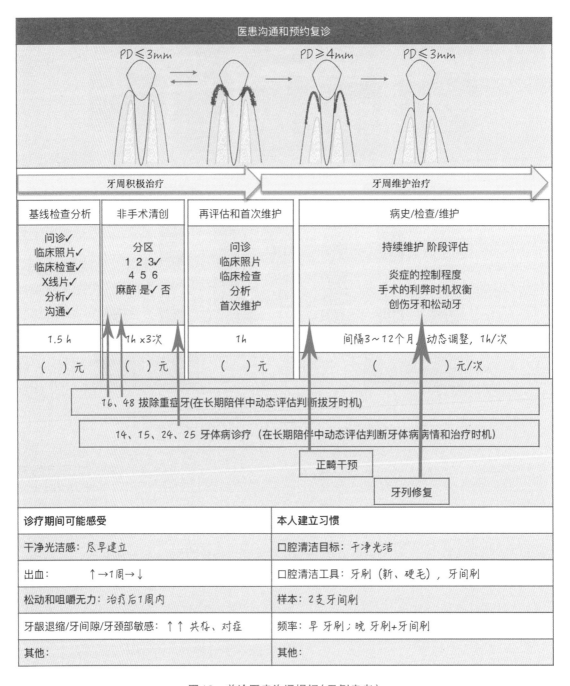

图18 首诊医患沟通提纲(示例患者)

注:蓝色手写体为椅旁书写内容。

者个性化的牙水平和牙列水平的状况，向患者说明可能的处理方案与时机。

首诊时，患者口腔中可能存有"预后无望""预后存疑"的患牙，或者患者已有缺失牙，有明确的修复治疗需要，还有一些患者有明确的正畸干预需要或愿望。是否以及何时拔除"预后存疑"的患牙，何时进行何种方式的正畸或修复治疗，需依据天然牙经牙周治疗后的愈合状态，以及在此过程中，患者对牙周与牙列健康的理解而制订合理方案。在首诊时过于关注"拔牙""矫牙""种牙"，淡化牙周治疗过程和结果的不可预测性，可能对顺利和高效实施牙周诊疗产生负面影响。

（3）牙周诊疗期间患者的可能感受。

随着认真执行各项口腔清洁措施，患者将清晰体验到牙面干净光洁感，牙龈出血状况也会明显改善甚至消退。鼓励患者通过自身的努力获得"出血减少、口气消退"的健康感，可以极大地帮助患者理解疾病。这是引导患者进入"配合医师的治疗，共同与牙周致病菌和病因因素作斗争，保卫天然牙"模式的关键环节，是获得患者依从性的钥匙。在患者自身口腔清洁状态改善后再进行牙周非手术清创，也可减少椅旁清创时间，从而降低患者的治疗成本[①]。

基线评估时，牙槽骨破坏严重且存在深牙周袋的部位，患者可能在非手术清创治疗后短期内出现牙松动加重和咀嚼无力症状，通常1周后会逐渐改善，可在首诊时向患者说明上述症状及其转归的可能性。

绝大多数首诊时存在牙周袋的部位，成功消除牙周袋意味着炎症性的松软牙龈结缔组织向致密坚韧的结缔组织改建，牙龈组织量的减少表现为退缩、牙间隙增大，同时牙根暴露并伴牙颈部的敏感。医师应通过清晰的讲解，帮助患者尽早理解上述症状和感受，帮助患者增强对与"牙龈退缩、牙间隙增大、牙根暴露"长期共存的理解，帮助患者了解"牙颈部敏感"的可能应对方案和干预时机（详见第14章"牙周干预的伴随状况及其管理"）。

（4）患者的短期和长期时间成本与经济成本预估。

（5）患者需努力配合实现的、个性化的口腔清洁与习惯养成方案。

在进行完（1）～（4）项的沟通后，医师可调整椅位，请患者左手执镜，一边讲解一边指出其牙菌斑沉积状态，以及合适的口腔清洁工具和使用要点。讲解时，医师首先帮助患者确立对"刷干净"目标的理解，而不必过于强调具体的牙刷使用方法；其次是为患者推荐合适的邻面清洁工具，并说明工具的具体使用方法；最后按照提纲中"本人建立习惯"所列内容，总结要点并叮嘱患者努力执行。

在确认患者基本理解上述信息的基础上，得到患者愿意继续诊疗的反馈后，为其预约非手术清创阶段的各次就诊以及非手术清创后再评估和首次牙周维护的就诊时间。

良好的沟通可以帮助患者理解自身疾病状态，消解心中疑惑，并意识到所应关注

① TOMASI C, LISS A, WELANDER M, et al. A randomized multi-centre study on the effectiveness of non-surgical periodontal therapy in general practice [J]. Journal of Clinical Periodontology, 2022, 49(11): 1092-1105.

和努力的重点,从而建立科学的治疗认知。医师在进行专业检查判断的同时,也在向患者传递共同面对疾病状态的人文关怀,观察并帮助患者消除恐惧感、羞愧感等负面情绪。

实现良好沟通的基础是医师认真、完整地收集患者牙齿、牙列、个体水平的相关信息,在有限的椅旁时间里,切实从患者健康所需出发,进行专业思考分析,带着真诚地帮助患者的本心,完成首诊各项椅旁工作内容。

04　首诊后的病例分析

狭义的牙周诊断（periodontal diagonosis）是从牙列水平判断牙周状况，给出牙周疾病或状态名称。基于2018年国际牙周病新分类，在全牙列水平下可诊断为"临床健康""牙龈炎""牙周炎"三种状态[①]。首诊椅旁检查可以帮助医师迅速确定患者处于上述三种状态中的哪一种，并可实现"牙龈炎"的分型（局限型和广泛型）。但在有限的首诊椅旁时间里，难以实现确切的"牙周炎"的分期、分型和分级。

对于牙周炎患者，诊断本身还远不足以全面反映其病因因素，也不足以把握当前的牙周状态和形成全面的治疗计划。医师有必要花费非椅旁的案头时间，进行更详细的病例分析（case study）。

病例分析包括从牙齿、牙列和个体水平分别梳理病情和分析病因、详列治疗需要和完善治疗方案等循序渐进的几个步骤。

从牙齿、牙列和个体水平梳理病情和病因

牙齿水平的病情梳理，需逐牙厘清其牙周破坏的局部促进因素、破坏程度以及治疗的复杂程度。在此基础上，依照每颗牙齿牙周破坏程度和实现其炎症控制的治疗复杂程度，判断牙齿水平的分期，以及初步判断其预后（见图19）。

在整理每颗牙齿病况过程中，需逐牙阅读X线片。参考经典Schei标尺在根尖片上直接测量牙槽骨丧失百分比的方法[②]，笔者制作了电子标尺，用于测量和评估牙槽骨破坏程度（见图20）。在缺乏准确的附着丧失探诊结果的情况下，使用牙槽骨破坏占根长百分比来评价牙齿水平的牙周破坏程度。从探诊深度、探诊出血状况、牙周骨缺损形态、根分叉受累情况以及松动表现等方面思考当前牙周状态与理想的积极治疗终点的差距，即牙周治疗的复杂程度[③]。将破坏程度和治疗复杂程度结合起来，进行牙齿水平的分期判断。在牙周炎的分类体系中，分期、分级程度是牙列及个体水平的诊断，但牙周破坏程度存在牙齿间的差异，因此有必要首先分析每颗牙齿的"期"。

天然牙牙周预后判断建立在上述病情分析的基础上，也建立在医师努力陪伴每一位患者的积累之中。也就是说，医师应当在日复一日的观察和诊疗中，建立患牙当前病情状态与

---

① 刘大力.牙周病的诊疗思路与临床操作［M］.上海：上海交通大学出版社，2020：13-25.
② SCHEI O, WAERHAUG J, LOVDAL A, et al. Alveolar bone loss as related to oral hygiene and age [J]. Journal of Periodontology, 1959, 30(1): 7–16.
③ LOOS B G, NEEDLEMAN I. Endpoints of active periodontal therapy [J]. Journal of Clinical Periodontology, 2020, 47(Suppl 22): S61–S71.

牙齿水平分析：病因因素·牙周破坏程度·牙周治疗复杂程度·分期·预后

上颌（Maxilla）

类别	项目	8	7	6	5	4	3	2	1	1	2	3	4	5	6	7	8
	预后判断		无望														
	牙位水平分期	3	3	3	3	3	3	3	2	3	3	3	3	3	3		
牙周治疗复杂程度	牙体牙髓问题		△														
	松动（度）		3					1									
	骨下袋·垂直型骨破坏																
	根分叉病变（度）		3														
	最大出血指数	D	D	D	D	D	D	C	C	B	D	C	C	C	D		
	最大探诊深度（mm）	7	9	6	7	7	7	6	3	6	4	6	6	7	6		
牙周破坏程度	影像学骨丧失（%）	20	100	40	45	40	30	25	15	50	50	30	40	40	15		
	临床附着丧失																
病因因素	先天/获得性膜龈状态																
	创伤性咬合征象		△														
	拥挤/根间距狭窄																
	牙体病/充填体/修复体								磨损	磨损							
	釉珠/釉突/发育沟																

牙位	8	7	6	5	4	3	2	1	1	2	3	4	5	6	7	8

下颌（Mandible）

类别	项目	8	7	6	5	4	3	2	1	1	2	3	4	5	6	7	8
病因因素	釉珠/釉突/发育沟																
	牙体病/充填体/修复体																
	拥挤/根间距狭窄																
	创伤性咬合征象																
	先天/获得性膜龈状态	△															△
牙周破坏程度	临床附着丧失																
	影像学骨丧失（%）	< 10	25	40	15	10	10		15	15		15	15	15	15	15	20
牙周治疗复杂程度	最大探诊深度（mm）	7	6	6	4	4	3		3	3		3	4	3	4	5	4
	最大出血指数	C	B	B	D	D	C		D	B		B	C	D	D	D	C
	根分叉病变（度）			2													
	骨下袋·垂直型骨破坏																
	松动（度）									1							
	牙体牙髓问题																
	牙位水平分期	3	3	3	2	1	1					2	2		2	2	2
	预后判断	无功能															

图19 牙齿水平的病情梳理（示例患者）

注：绿色字体为示例患者的相应状况。

其长期状态演变的联系，从而提高预后判断的能力和对具体干预措施的预测能力，这是每位医师职业成长的必经之路。除极端严重的牙周破坏外，首诊时，不宜大范围地确定"需拔除的牙齿"；预后不确切的患牙，可归类为"预后存疑"，在日后的治疗过程中，结合治疗的反应和医患双方对成本获益的考量，动态地评价是否继续保留。

图21概括了牙列水平的分析内容，包括梳理失牙原因、数量和分布，梳理全牙列牙龈炎

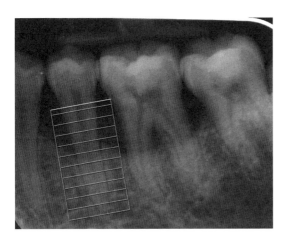

图20 用电子标尺测量牙槽骨破坏占根长百分比

注: 图示35近中牙槽骨破坏达根长的40%,远中达30%。

症状态[BOP(+)%],梳理牙列的功能状态等。首诊时判断保留无望的患牙,尽管此时尚未拔除,也应计入"因牙周炎失牙"[①]。从全牙列的视角分析咬合、咀嚼、美学和语音等功能情况时,还应思考相应状态的形成过程以及可能的干预措施。基于牙列水平的分析,可形成关于牙周炎的"期"和"型"的判断,符合3期牙周炎诊断的病例,应进一步鉴别是否为4期牙周炎。

个体水平分析主要包括疾病进展速度、全身促进因素、患者个体水平可能影响治疗的因素等(见图22)。

牙列水平分析: 牙周破坏程度及炎症状态·牙列及咬合因素	
因牙周炎失牙数量/余留牙数量/咬合对数	1颗 (16) /余留27颗 (48因无功能且咬合干扰需拔除) /12对
探诊出血百分比	61%
余留牙位置/牙间接触	先天缺失32和42;上前牙轻微拥挤;牙冠间接触点均存;牙间根间距未见明显异常
咬合关系静态特征	前牙覆盖4~5 mm, 覆𬌗未见异常;右侧磨牙为1类关系, 左侧磨牙和双侧尖牙均为3类关系;正中咬合前后均匀接触, 垂直止点稳定
咬合关系动态特征	正中咬合16早接触和震颤;前伸运动为前牙引导, 17、48间有干扰;侧向运动为尖牙引导, 未及早接触, 震颤, 干扰
松动/咬合创伤	16松动3度, 存在继发性咬合创伤;12和42松动1度
咀嚼功能	16松动影响右侧咀嚼
缺牙区牙槽嵴状况	不详
美学问题/语音问题	无异常
最严重期的牙周炎患牙数量/百分比/分型	余留27颗牙齿, 15颗牙齿为3期, 占55%, 广泛型
3期和4期牙周炎的鉴别诊断	牙列水平失牙及咬合状态提示该例牙周炎牙列水平分期为3期

图21 牙列水平的病情梳理(示例患者)

注: 绿色字体为示例患者的相应状况。

① SANZ M, PAPAPANOU P N, TONETTI M S, et al. Guest editorial: clarifications on the use of the new classification of periodontitis [J]. Journal of Clinical Periodontology, 2020, 47(6): 658-659.

个体水平分析：进展速度·病因因素·可能影响治疗的因素·其他状况			
进展速度（分级）	首要指标：RBL/Age > 1，牙周破坏程度与菌斑量相称，符合C级诊断		
	修整指标：不吸烟；无糖尿病		
	相关全身状况：无近期CRP检查信息		
	生物标志物：无相关信息		
病因因素	口腔清洁习惯·状态	软毛牙用牙刷刷牙，每日2次，每次2～3分钟；每日使用牙线；舌面和邻面大菌斑残留	
	吸烟史	无 ✓	
	糖尿病病史	无 ✓	
	情绪·睡眠状态	无异常 ✓	
	体重指数范围	无异常 ✓	
	用药史	无 ✓	
	唾液减少	无 ✓	
	口呼吸	无 ✓	
	遗传因素	无 ✓	
	其他因素	无 ✓	
可能影响治疗的因素	患者最主要诉求	右侧牙咀嚼无力；希望系统治疗牙周炎；希望尽量保留天然牙	
	患者意愿·理解程度·行动度	2014年曾因牙龈出血求诊于牙周科，首诊后因恐惧而未接受治疗，此次主动要求积极治疗牙周炎	
	以往牙科治疗史	2019年牙防所就诊，建议拔牙（5颗），已拔除右上智齿	
	ASA分级	1级 ✓	2级及以上：
	过敏史	无 ✓	
	其他因素	无 ✓	患者下颌后牙舌侧黏膜敏感，容易恶心

图22　个体水平的病情梳理（示例患者）

注：① 绿色字体为示例患者的相应状况。
　　② RBL为放射学骨丧失（radiographic bone loss）百分数，Age为患者年龄。
　　③ CRP为C反应蛋白（C-reactive protein）。

形成完整诊断和拟定详细治疗计划

在上述牙齿、牙列和个体水平梳理的基础上，形成更为完整的牙周、牙体、牙列乃至个体诊断；继而从患者第一诉求出发，结合其局部和全身状态，从"急性问题""牙周炎症控制""牙体疾病""拔牙考虑""咬合干预""松动牙干预可能性""手术治疗可能性""正畸干预""修复干预"等方面归纳患者的治疗干预需要，由此形成有时间次序考量的个性化治疗方案，并补充首诊椅旁思考和分析时遗漏的问题（见图23）。

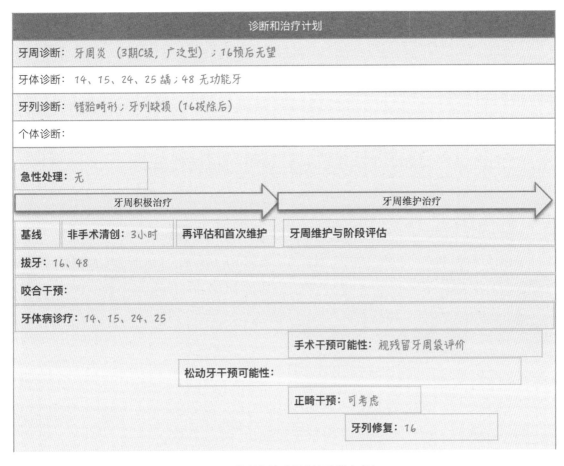

图23　诊断和治疗计划（示例患者）

注：绿色字体为示例患者的相应状况。

3期牙周炎与4期牙周炎的鉴别诊断

　　4期牙周炎是指在牙齿水平符合3期牙周炎诊断的基础上，存在因牙周破坏导致的牙列水平咬合紊乱、创伤、咀嚼功能障碍、美学和语音功能状态受损等状态。4期牙周炎需要在牙周诊疗的基础上，进行多学科参与的牙列水平干预。根据牙列水平的疾病状况，可以将4期牙周炎进一步划分为4个类型，这4个类型在

进行牙列管理时有其相应的考量原则[1]。

　　（1）4期牙周炎1类病例：因继发性咬合创伤而发生牙齿松动，患牙不需拔除。这类病例在治疗管理中应考虑尽早消除咬合创伤。

　　（2）4期牙周炎2类病例：存在以牙齿伸长、漂移和扇形移位为特征的病理性牙齿移位，可通过正畸治疗获得改善。

　　（3）4期牙周炎3类病例：部分牙因牙周破坏缺失，可保留部分天然牙实现牙列修复。这

---

[1] HERRERA D, SANZ M, KEBSCHULL M, et al. Treatment of stage IV periodontitis: the EFP S3 level clinical practice guideline [J]. Journal of Clinical Periodontology, 2022, 49(Suppl 24): S4-S71.

类病例在治疗管理中应考虑拔牙后尽早通过临时修复获得后牙垂直止点稳定,以及避免前牙扇形移位。

(4)4期牙周炎4类病例:牙周破坏导致牙列缺失,需要考虑全牙列修复治疗。

对于4期牙周炎,除通过牙周非手术清创(必要时行牙周手术)控制牙周炎症外,还需通过一些个性化的治疗获得牙列水平的功能与美观改善,并促进牙周炎症的长期控制。这些个性化的治疗措施包括:通过咬合板(垫)、局部选磨调𬌗、松牙固定等方式减轻咬合震颤,控制继发性咬合创伤;通过固定修复方式实现松牙固定;正畸治疗;牙支持的活动或者固定修复;种植支持的活动或者固定修复;牙支持的全牙列修复;传统可摘义齿全牙列修复;种植支持或者种植辅助固位的全牙列修复等①。

牙周病情复杂的患者,从首诊到天然牙牙周炎症控制,即在牙列水平进入牙周维护治疗阶段,再一步步实现全牙列的咬合状态、功能或美观的改善和稳定,需要较为漫长的过程。临床医师应从首诊开始就帮助患者拟定大致的时间框架,并且努力鼓励患者坚持各个阶段的诸项治疗,也和患者一起确定在治疗中调整治疗方案的原则。对于患者来说,他们多带有"迅速治好牙病"的期待就诊,往往难以立即理解漫长的完整治疗的获益本质,这更需要牙周医师在专业陪伴中帮助患者逐步理解和接受。

在病例分析中提升医师自身的判断力

诊断和病例分析是医师整理、思考所获临床信息的过程。尽管根据诊断要素可以在椅旁快速完成牙周诊断,给出疾病名称,但面对首诊患者,在椅旁时间以外花费一些精力进行细致完善的病例分析才能帮助医师从位点、牙齿、牙列、个体等不同水平,从牙体、牙周、黏膜、牙列等不同角度,从个体行为习惯、全身背景和对牙周健康与牙列干预的追求动机等不同方面,更准确地厘清患者的状况和各项干预的轻重缓急,为其提供个性化的近期干预方案和长期维护计划。笔者通常需要30分钟~1小时的案头时间进行首诊患者的病例分析。

在牙科成人门诊患者中,首诊诊断为"牙周临床健康"或"牙龈炎"的患者比例较少,多数成人患者存在不同程度的牙周炎。牙科医师有责任准确判断患者的病情,为其提供"不多不少"的合理治疗。这考验临床医师的牙周病判断力和诊疗执行力、医患沟通能力、多学科的专业思考和同行沟通等诸多方面的能力。从这个意义上来说,笔者认为一些口腔医疗机构将首诊沟通的重点放在"谈单",由"咨询师"或"助理"进行诊疗计划与费用的"谈判"方式,陷入了缺乏专业病情分析的"首诊定方案和价钱"的简化模式,这不符合疾病病程特征和诊疗原则,以及患者的根本利益,宜尽早摒弃。

---

① HERRERA D, SANZ M, KEBSCHULL M, et al. Treatment of stage IV periodontitis: the EFP S3 level clinical practice guideline [J]. Journal of Clinical Periodontology, 2022, 49(Suppl 24): 4–71.

05　牙周积极治疗阶段的临床过程

规划就诊时间与就诊间隔

首诊完整分析评估和医患沟通的椅旁工作，以及随后病例分析的案头工作，是牙周诊疗和长期维护乃至牙列整体管理的开端。对于医师来说，这是努力看到患者"个体全身状态""口腔黏膜""牙列和咬合状态""牙体和牙周状态"，了解患者的诉求以及患者对牙列健康的理解和期待的过程，是全面把握日后诊疗病程的必要基础。条理清晰的首诊椅旁检查和沟通，也是帮助患者追求"与医师配合实现最佳成本效益下的牙列状态和相应生活质量"的起点。首诊后，患者在医师的指导下所做的口腔清洁努力，是其感受"自我清洁牙面所带来的牙周健康感"的关键过程。

对于首诊诊断为"牙龈炎"[①]和"牙周炎"[②]的患者，后续以"牙周非手术清创"为主要内容的积极治疗，宜预约在首诊后10天～2周（见图24）。此时，大部分患者都可初步感受到在执行了首诊医师"认真清洁牙齿"的指导措施后，口腔内环境和舒适度的变化，进一步理解了首诊时所获得的相关信息，对后续的治疗建立了更为具体的期待。

现实诊疗中存在"先行龈上洁治，再行分区龈下刮治""直接分区清创治疗""全口牙周洁刮治/清创"等多种非手术清创模式。就治疗终点而言，以上几种模式均可实现彻底清创的终点目标。

对于2期及以上的牙周炎患者，采取"直接分区清创治疗"的模式具有以下几个方面的优点：可帮助患者逐区体会牙周炎症消退的过程；可帮助医师及时发现患者在自我清洁方面的薄弱之处并及时补充指导；可帮助医师及时捕捉和解答患者的疑惑；可帮助医师观察思考复杂病例的病程变化，并及时调整治疗方案。分区治疗的间隔宜设置为2周。这是因为对于大部分患者来说，治疗后的第1周，常经历一些明显的"牙龈出血增加""咀嚼无力""松动感""牙龈退缩""冷热敏感"等过程，一些症状常在治疗1周后消退或趋于平稳，所以2周是患者比较能安心接受下一个区段治疗的时间点。基于治疗后组织愈合和改建的生物学过程（详见第15章"牙周治疗后的组织愈合与微创牙周治疗"），再评估和首次牙周维护预约在最后区段牙周非手术清创后的6～8周。

① 牙龈炎指炎症局限于牙龈、未累及牙周附着组织（牙骨质、牙周膜和牙槽骨）。牙龈炎可能存在于牙周组织减量的患者。其诊断标准为全牙列 $PD \leqslant 3$ mm，且 BOP（+）$\geqslant 10\%$。
② 牙周炎个体水平诊断标准为 $PD \geqslant 4$ mm位点，且 $PD=4$ mm位点中有 BOP（+）状况，同时不相邻的2颗牙齿存在邻面附着丧失；或者2颗以上的牙齿存在颊舌侧大于等于3 mm的附着丧失，且同一位点 $PD \geqslant 3$ mm。

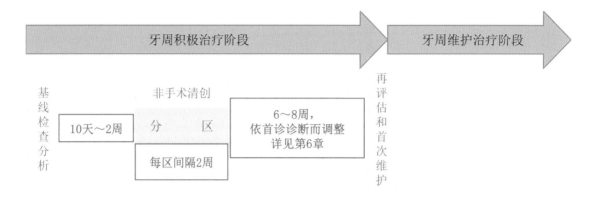

图24 牙周积极治疗阶段的就诊时间规划

在设计分区治疗的顺序时,可以从"深牙周袋""后牙根分叉受累""存在明确症状"等病情复杂的区段开始治疗,而将牙周袋较浅的区段规划在非手术清创后期进行。这样的规划,可以为病情复杂区段提供更长的组织愈合期(即非手术清创到再评估的期间)。其间,在治疗后续区段的同时,医师有更多机会观察复杂区段的诊疗后变化,及时弥补自身清创与患者清洁的不足,从而提高疗效。

牙周积极治疗阶段的诊疗流程

医师力求每一位患者都在规划的非手术清创期间,实现最好的组织改建转归,每一个具体治疗部位都"以最少的器械治疗时间实现愈合后牙周袋的闭合和探诊出血的消退",而不是通过重复清创实现治疗目标。这需要医师在寻求合适的器械,精进操作能力,推动患者理解疾病,努力实现最大限度的牙面清洁等多方面不懈努力。面对这一目标,笔者将分区非手术清创的每区段诊疗分解为6个步骤,并记录于"牙周积极治疗临床提纲"(见图25)。

(1)诊疗前阅读患者的过往病史资料、临床照片和放射学资料,规划本次治疗内容和需特殊关注的问题(案头工作,约需10分钟)。

每位患者都有其特殊性,医师在诊疗前"预习"的目的在于梳理此前患者个体水平、牙列水平、牙齿水平的个性化特征,并修正和补充其诊断和治疗方案,提示自己在椅旁沟通和诊疗时应关注和强调的问题。这一梳理将弥补由数日就诊间隔带来的医师对患者病情的生疏感,以实现完整和完善的椅旁诊疗。

(2)治疗前的椅旁沟通(约需5分钟)。

以患者症状和口腔其他症状变化为问询起点,继而问询患者当前的口腔清洁习惯以及全身状况。根据上述问询中患者的回答给出恰当的反馈,并再次向患者大致说明整体计划以及本次就诊的主要治疗计划。

(3)治疗前的椅旁检查(约需5分钟)。

遵循从口外到口内、从黏膜到牙列、从牙列到牙周的顺序进行快速并且有重点的检查,观察、思考眼前所见和自己期待之间的差别,结合患者的个体特点,思考怎样具体地指导和激励患者改善相关行为习惯,原治疗计划是否需要调整。

(4)非手术清创和必要的咬合调整(约需

牙周积极治疗临床提纲		
诊疗日期 20200405　　姓名　张*　　出生年月 198308　　当前年龄 37岁　　首诊时间 20200322		

诊疗前梳理	基线状况－牙周炎症	3期C级广泛型牙周炎；BOP（+）61%；27颗拟保留的天然牙中有22颗PD≥4 mm
	基线状况－牙体/个别牙	16无望牙；48无功能牙；14、15、24、25龋
	基线状况－牙列状况	前牙拥挤，3类关系为主，创伤不明显
	治疗规划	积极治疗　　　　　　　　　　　　　　　长期维护 基线 ⟶ 分3区清创 ⟶ 再评估和牙周维护 ⟶ 维护和阶段评估 拔除16、48　　　　　　　　　　　　正畸评估 牙体病治疗14、15、24、25　　　　　　修复16
椅旁沟通	前次就诊症状	右上牙咬合无力，偶尔牙龈出血，肿胀，口气
	本次就诊症状	16已拔除，出血、肿胀、口气改善
	当前口腔清洁习惯	牙刷每日2次，软毛；间隙刷每日1次
	全身状态	无异常
	本次治疗计划	右侧后牙区
治疗前检查	口外/口内黏膜视诊	无异常
	松动状态	基线：16松动3度，12、31松动1度　　　当前：同基线，16已拔除
	牙体与咬合	同基线
	VAS-OH	基线：7.5　　前次就诊：　　此次：8
	其他发现	无
治疗过程	局部麻醉药物/部位/剂量	4%阿替卡因；右上牙槽后、右眶下区、右腭大孔、右下牙槽及舌、右颊神经，各0.3 ml
	清创过程	龈下超声工作尖（功率40）；手用器械套装
	其他处理（调殆/用药）	无
治疗后医嘱	出血	1～2天
	疼痛	咬合不适1周左右
	松动和咀嚼	1周左右
	牙间隙和敏感	数周
	补充医嘱	拔除48；牙体病诊疗；换用中毛或者硬毛牙刷
	预约	4月19日左后牙区
诊疗后思考		继续推动拔除48和牙体病治疗

图25　牙周积极治疗临床记录（示例患者）

注：绿色字体为案头书写；蓝色字体为椅旁记录。

（10分钟）。

如果检查后认为有必要进行局部选磨调整咬合，宜先于麻醉清创实施。

根据牙周袋的深度和分布，结合患者的症状诉求和医师的技术偏好，选择和实施局部麻醉方案。麻醉原则为用最少的注射次数和剂量，帮助患者在治疗过程中减少疼痛感。笔者在临床上常遇到曾经接受过"局麻下牙周刮治"，却对局部麻醉的过程以及效果感到"不堪忍受"的患者，医师认真复习局部解剖和局部麻醉的操作要点，可以帮助患者达到舒适且良好的麻醉效果[1]。

在完成局部麻醉后，按计划实施治疗区段的清创治疗。此阶段的清创大多为机用器械（当前超声器械多于声波器械）和手用器械的组合使用。医师应集中精力，参考首诊时牙周检查记录表，一边想象牙周袋的结构和牙根表面的可能状况，一边用器械探触牙齿表面并进行清创。

非手术清创的椅旁终点为所治疗的牙齿各牙面清洁、无沉积物（使用手用探查器械进行探查，并判断目标是否实现），牙周袋壁无残留松软肉芽，且无活动性出血。

对于患者的具体牙齿乃至具体牙面，是否实现了上述椅旁治疗终点，一些医师缺乏有自信的判断。这一判断力的本质是操作者基于椅旁终点预测最终愈合状态的能力，即需要操作者在操作前仔细检查并建立软硬组织的器械触感，一边想象局部状态，一边进行清创操作，停止操作后再次检查并形成想象和对软硬组织器械触感的记忆，仔细观察患者复诊时的牙面沉积物和牙龈状态，由牙周再评估时的临床检查结果判断其愈合状态并建立上述各环节的链接。也就是说，医师的专业判断力是在以牙周解剖和病理知识为基础，在日复一日追求"最小损伤且最理想愈合"[2]的诊疗中逐渐形成的。

在完成目标区段的非手术清创后，医师应对之前已完成非手术清创的牙齿进行再次探查和菌斑清理，确保患者离开时，所有已完成非手术清创区段的牙齿无牙面沉积物。如果之前已完成非手术清创的牙面上又有多量菌斑沉积，应及时了解并分析患者的日常清洁细节，予以具体指导以实现牙面的有效清洁。

（5）治疗后记录和椅旁医嘱（约需10分钟）。

治疗后应快速且完整记录本次治疗的具体过程，尤其应记录该患者的个性化问题和相应的处理方式，继而向患者说明治疗后的注意事项和治疗后可能的感受，为患者提供出现严重肿痛和不适时的求助方式，并预约下次诊疗的时间，同时说明主要治疗计划。

（6）诊疗后的思考（案头工作，需5～10分钟）。

养成复盘当日患者状况的习惯，梳理诊疗过程和记录可能遗漏的事项（例如推动患者治疗牙体病、拔除无望牙、关注特殊牙位状态等）。这一习惯既可以改善每位患者

---

① 刘大力. 牙周病的诊疗思路与临床操作［M］. 上海：上海交通大学出版社，2020：96-106.
② RIBEIRO F V, MEHTA J J, MONTEIRO M F, et al. Minimal invasiveness in nonsurgical periodontal therapy [J]. Periodontology 2000, 2023, 91(1): 7-19.

的治疗效果,也是帮助医师自身成长的重要一环。

反思与提高

在临床教学过程中,笔者发现部分临床医师常忽视诊前梳理以及治疗前沟通和检查,在患者到达后,仅依据病历记录上的治疗计划,立即开始局部麻醉和清创。牙周诊疗过程,本质上也是医师帮助患者建立和坚持主动追求牙周健康理念和能力的过程。在牙周非手术清创阶段,患者对牙周状况和治疗的理解尚不深刻,医师个性化地梳理其病情和密切关注其变化,给出动态且具体的建议,将推动患者高效率地实现必要的理解和行为习惯的改善。因此,临床医师应养成认真进行诊前梳理以及治疗前的交流和检查,重视患者症状和心理的变化并进行相应的分析,并给予恰当反馈的习惯。

消除牙周袋的过程是使牙周组织炎症性破坏得以停止、龈牙结合部发生生理改建的过程。患者通过良好的清洁习惯避免菌斑的形成,以及医师充分的非手术清创是实现治疗目标的必要条件。当前,并无精确的定量方式判断非手术清创充分与否,因此需要医师在诊疗中逐步积累“治疗终点的感觉”,建立清创前基线状态、清创后牙齿硬组织表面探查的“感觉”,清创后牙周袋软组织质地等状况与最终组织愈合表现之间的联系,并在实践中不断修正这一判断。“an empty currett”[1]是文献中对清创终点的表述,笔者也认为这是一个可以参考的“感觉”,即用手用器械向牙面和软组织面施压刮除时,均没有残留物被刮下来。此时,用纤细的且较贴合牙面的尖探针(如ODU11/12探针[2])探查牙面时,可有牙面光滑的触觉反馈。

---

① LALEMAN I, CORTELLINI S, DE WINTER S, et al. Subgingival debridement: end point, methods and how often [J]. Periodontology 2000, 2017, 75(1): 189–204.
② 刘大力.牙周病的诊疗思路与临床操作［M］.上海：上海交通大学出版社，2020：107–112.

06 再评估和首次牙周维护的临床过程

积极治疗阶段的终点与维护治疗阶段的起点

不同首诊诊断的成人患者,其牙周积极治疗过程虽有所差异,但有共同的整体思路,即根据病情分析结果,个性化地帮助患者以最小的时间成本和经济成本,获得最大限度的炎症控制和牙周健康;通过积极治疗阶段患者的健康促进过程,帮助患者养成有利于牙周长期健康的行为习惯。

在牙周积极治疗阶段的椅旁时间里,临床医师努力去除牙面沉积物,发现并尽量消除各局部和全身促进因素;患者在医师的指导下,习得每日尽可能彻底清除牙面菌斑的方法,获得牙面光滑洁净的感受并认真保持,理解并纠正吸烟等有损牙周组织健康的不良习惯。

通过积极治疗阶段的上述努力,牙周组织由治疗前的利于失调菌群(dysbiotic biofilm)生存的炎症状态愈合改建为牙周袋闭合、失调菌群生存空间得以消除的相对健康状态。牙周积极治疗后再评估的目的在于,全面了解经治疗和愈合改建过程后的患者牙周状况以及各项病因因素的消除程度,以调整和规划后续治疗方案。

全牙列中的大多数牙齿或者位点,经过积极椅旁治疗和治疗后的改建,可以获得理想的龈牙结合部状态,对于这些牙齿或者位点来说,后续诊疗的目标在于努力维持该理想状态,也就是进入牙周维护治疗阶段。残留牙周袋的位点和牙齿,还需通过非手术或者手术治疗,进一步接近或者实现理想的愈合。因此,从牙列和个体水平来说,此时应进入牙周维护治疗阶段。

从临床诊疗的合理性考虑,宜将牙周积极治疗后再评估和首次牙周维护合并在一次就诊中,也就是将此次就诊作为牙周积极治疗阶段的终点和维护治疗阶段的起点。

个体水平牙周炎症状态可能为"临床牙周健康"① "牙龈炎""牙周炎"3种不同类型。从牙周破坏的风险角度考虑,由于各类型患者牙周维护的紧迫性不同,因而从最低成本下的健康获益角度出发,积极治疗后再评估与首次牙周维护的时间点规划也有所差异(见图26)。

首诊诊断为"临床牙周健康"的成人患者,可根据牙面沉积物情况择期行全牙列非手术清创(可在首诊时,也可在首诊后数周至数月),最大限度地减少牙周炎症风险。因而,"临床牙周健康"者的非手术清创是真正

---

① "临床牙周健康"指牙周组织完整或者减量但没有临床牙周炎症的状态,可发生于曾罹患牙周炎有牙周支持组织减量者经治疗后,也可发生于曾罹患牙龈炎牙周支持组织完整者经治疗后。其诊断标准为PD ≤ 3 mm,且BOP(+)<10%。

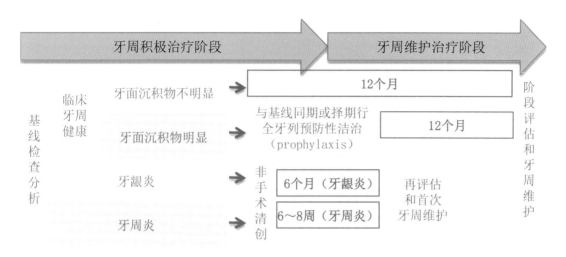

图26　不同牙周诊断下再评估与牙周维护的时间规划

注: 阶段评估和牙周维护的原则详见本书第7章。

意义上的预防性洁治(prophylaxis)。这类患者没有必要进行清创后的再评估,可直接预约12个月后的年度牙周评估与维护。"临床牙周健康"的成人患者是预防性洁治的适宜人群。

首诊诊断为"牙龈炎"的成人患者,预约2周后行以非手术清创为主的牙周积极治疗。首诊后的2周间隔时间是患者努力执行医师在首诊时的口腔清洁指导、理解炎症与口腔清洁关系的关键时期。牙周积极治疗的策略根据炎症状况、牙面沉积物情况以及医师的操作习惯而不同,可能全牙列一次完成,也可能分区或者分层完成。在最后一次非手术清创结束时,预约6个月后行再评估和首次牙周维护(1次就诊,椅旁时间1小时)。如果再评估结果提示为"临床牙周健康",则在完成首次牙周维护后,预约12个月后行年度牙周评估与维护;否则可参考风险评估原则评价患者风险等级,设置合适的牙周维护间隔,并行确切预约。

首诊诊断为"牙周炎"的患者占成人门诊患者的比例最高。此类患者需在首诊沟通后2周左右行以牙周非手术清创为主要内容的牙周积极治疗。在最后一次非手术清创结束后6～8周,行再评估和首次牙周维护(1次就诊,椅旁时间1小时)。笔者在临床实践中,将1期牙周炎患者再评估和首次牙周维护的时间推迟到非手术清创后3个月。

临床提纲及其解读

再评估和首次牙周维护可分为6个步骤(见图27)。

(1)诊前阅读患者以往资料,调整治疗方案的细节,完善沟通提纲(案头工作,需10分钟)。

这部分案头工作包括:重新复习患者的就诊主诉需求及在积极治疗过程中对治疗期待的变化;重新梳理患者的牙周炎症状况,结合积极治疗过程中的观察,建立对再评估时患者炎症消退情况的期待和想象;重新梳理患者牙

		再评估和首次牙周维护临床提纲		
诊疗日期 2020705		姓名　　张*　　出生年月　198308　　当前年龄　37岁　　首诊时间 20200322		

诊前梳理	基线状况－患者诉求	希望得到专业牙周诊疗		
	基线状况－牙周炎症	3期C级广泛型牙周炎；BOP（+）61%；27颗拟保留天然牙中22颗PD≥4 mm		
	基线状况－牙体/个别牙	16无望牙；48无功能牙；14、15、24、25龋		
	基线状况－牙列状况	前牙拥挤，3类关系为主，创伤不明显		
	多学科诊疗需要	1. 拔除16、48 2. 牙体病治疗14、15、24、25 3. 正畸评估干预 4. 修复16		

椅旁沟通	前次和本次就诊症状	无不适/无不适		
	多学科就诊进程	16已拔除；48尚未拔除；牙体病已治疗		
	当前口腔清洁习惯	遵医嘱每日使用牙刷（2次）、牙间隙刷（1次）、单束牙刷（1次）清洁口腔		
	全身状态	无异常		

检查	口外/口内黏膜视诊	24、25角化龈狭窄		
	① 牙列完整性	② 松动度	③ 咬合 48、17前伸干扰	④ 牙体 46邻面龋
	⑤ 探诊深度与出血	⑥ 龈缘至釉牙骨质界	⑦ 根分叉水平探诊	⑧ VAS-OH 9.5
	其他检查	无异常		

干预	局部麻醉药物/部位/剂量	未局麻		
	清创过程	喷砂（甘氨酸）去除色素，手用器械去除残留菌斑，46根分叉形成4度病变的解剖形态		
	其他处理（调𬐚/用药）	无其他处理		

治疗后医嘱	风险评估	低风险	中风险	高风险
	BOP（+）%	0～10%	10%～25%　14%	>25%
	PD≥5 mm位点数量	<4　2	4～8	>8
	失牙数（智齿不计入）	<4　1	4～8	>8
	BL/Age	<0.5	0.5～1.0	>1.0　50/37
	全身因素/遗传因素	无　✓	—	有
	环境因素	不吸烟或者戒烟5年以上 ✓	吸烟量<20支/日	吸烟量≥20支/日
	个体牙周风险	中～低，设定牙周维护间隔9个月；正畸期间应缩短间隔		
	多学科干预建议	1. 拔除48，诊疗46 2. 正畸评估，可考虑正畸前24、25区FGG；正畸治疗完成（或者放弃）后修复16		

诊疗后思考	之前临床检查和读片遗漏46邻面龋！			

图27　再评估和首x

注:绿色字体为案头书写

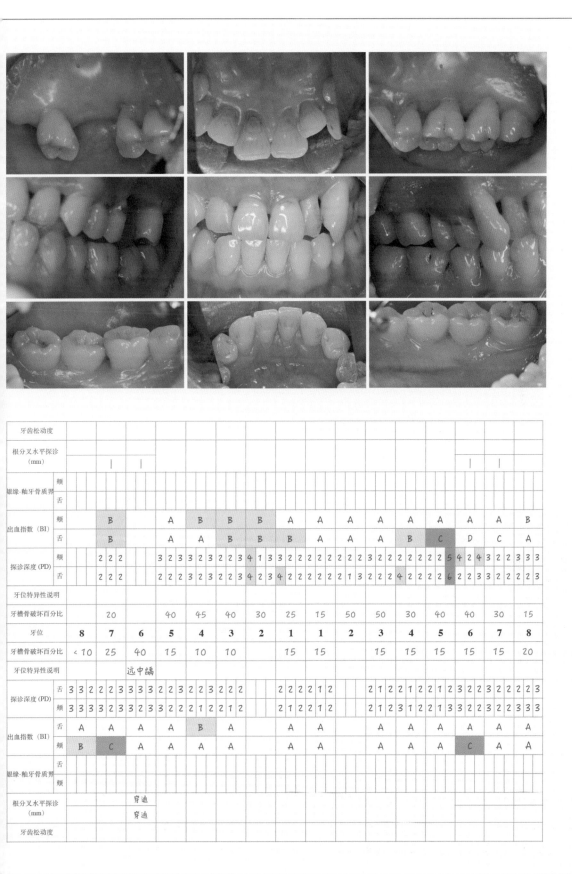

		8	7	6	5	4	3	2	1	1	2	3	4	5	6	7	8
牙齿松动度																	
根分叉水平探诊 (mm)			│	│											│	│	
龈缘-釉牙骨质界	颊																
	舌																
出血指数 (BI)	颊		B		A	B	B	B	A	A	A	A	A	A	A	A	B
	舌		B		A	A	B	B	B	A	A	A	B	C	D	C	A
探诊深度 (PD)	颊	2 2 2	3 2 3	3 2 3	2 2 3	4 1 3	3 2 2	2 2 2	2 2 2	2 2 2	2 2 2	5 4 2	4 3 2	3 2 2	3 3 3		
	舌	2 2 2	2 2 2	3 2 3	2 2 3	4 2 3	4 2 2	2 2 2	2 1 3	2 2 2	4 2 2	2 6 2	2 3 3	2 2 2	2 3		
牙位特异性说明																	
牙槽骨破坏百分比			20	40	45	40	30	25	15	50	50	30	40	40	30	15	
牙位		**8**	**7**	**6**	**5**	**4**	**3**	**2**	**1**	**1**	**2**	**3**	**4**	**5**	**6**	**7**	**8**
牙槽骨破坏百分比		< 10	25	40	15	10	10		15	15		15	15	15	15	15	20
牙位特异性说明				远中龋													
探诊深度 (PD)	舌	3 3 2	2 2 3	3 3 3	2 2 3	2 2 3	2 2 2		2 2 2	2 1 2		2 1 2	2 1 2	3 2 2	3 2 2	2 2 3	
	颊	3 3 3	3 2 3	3 2 3	3 2 2	2 1 2	2 2 1	2	2 1 2	2 2 1	2	2 1 2	3 1 2	2 1 3	3 2 2	3 2 2	3 3 3
出血指数 (BI)	舌	A	A	A		B	A		A		A		A	A	A	A	A
	颊	B	C	A	A	A	A		A		A		A	A	C	A	A
龈缘-釉牙骨质界	舌																
	颊																
根分叉水平探诊 (mm)				穿通													
				穿通													
牙齿松动度																	

牙周维护(示例患者)

蓝色字体为椅旁记录。

周炎症的局部和全身促进因素,思考应着重评估的具体相关状况,以及不同状况下的对策,如患者戒烟行动进展、根分叉位点的解剖情况、牙周椅旁咬合治疗难以消除的不利咬合因素、膜龈问题等;结合患者在积极治疗过程中的情况,重新梳理牙列中"预后存疑""预后无望""牙列缺损"等牙齿的分布,思考可能的修复时机与计划等。将上述梳理、思考结果写入提纲中,用于治疗前的沟通。

(2)治疗前沟通(约需5分钟)。

经过一段时期的牙周积极治疗,患者对牙周病的道理和治疗后的组织变化有了更深的理解和体会,也更能理解医师在首诊和积极治疗阶段关于"牙面清洁""牙龈出血""牙间隙变化""牙颈部敏感""牙齿松动"的描述。沟通中,以患者的牙周症状和口腔其他症状变化为问询起点,继而了解患者当前的口腔清洁习惯以及全身状况。在口头问诊中,判断患者客观病程变化及主观认识的变化。

(3)拍摄临床照片和实施临床检查(约需20分钟)。

以临床照片记录经积极治疗且组织改建后的牙龈状况,其作用不仅仅在于记录本身,更是帮助医师清晰观察细节,指导和激励患者的有效手段。临床检查遵循从口外到口内、从黏膜到牙列、从牙列到牙周的顺序,并完成全牙列探诊检查。在此过程中,结合诊前阅读资料笔记,落实个性化的检查。

(4)首次牙周维护治疗(约需25分钟)。

首先处理咬合问题;其次对残留牙周袋部位进行再次清创,是否行局部麻醉应根据袋深度与分布、患者意愿等因素来判断;最后进行全牙列清创,目标是患者离开椅

位时,牙面上没有沉积物,牙周软组织没有松软肉芽残留,即实现前文所述"an empty currett"的状态。

(5)诊疗后的记录与分析沟通(约需10分钟)。

治疗后应快速且完整记录本次治疗的具体过程,尤其应记录该患者的个性化问题与相应的处理方式和建议。沟通的主要内容包括:根据残留牙周袋的分布情况以及诊疗中所见,整理上述部位的个性化处理思路,并向患者说明可能的方案(例如牙周手术的可能性和手术时机);向患者说明其日常口腔清洁中需关注的问题;从全牙列功能角度指导和推动患者进行牙体病治疗,并沟通正畸或牙列修复的合适干预时机;基于问诊和检查所获得的信息,判断个体水平牙周风险等级,为患者设置合适的牙周维护间隔并进行预约。

(6)诊疗后的思考(案头工作,约需10分钟)。

医师在诊疗后的复盘中,应整理临床照片等电子资料,梳理诊疗过程和可能遗漏的事项;必要时应主动与牙体牙髓、牙槽外科、正畸、修复等专科医师沟通患者病情以及牙周思考,与患者沟通补充建议。

再评估和首次牙周维护的椅旁终点

此次就诊患者角度的椅旁终点,也就是患者结束就诊、离开诊间时,要实现以下5个方面的目标。

(1)牙面无沉积物。

(2)残留牙周袋得到再治疗,如图27示例患者的12、11、24、25、26等患牙。

（3）了解当前牙周病因因素、牙体疾病和处理方式，以及其他个性化处理的介入时机，并获得就医选择的路径。

（4）了解自身需坚持的习惯（如图27示例患者需坚持当前的口腔清洁程度和按约就诊的习惯）和需建立的新习惯（如图27示例患者46根分叉区需以牙间隙刷清洁）。

（5）了解后续牙周治疗的时间（如图27示例患者，预约9个月后行牙周维护；如果决定行正畸治疗，则需缩短维护间隔，并需评估以增宽附着龈为目的的牙周手术干预的必要性）。

医师角度的椅旁终点，则包括实现以下3个方面的目标。

（1）牙齿水平：了解患者当前每颗牙齿牙周状态和与此状态相关的各个因素，尽所能去除不利因素。

（2）牙列水平：了解患者当前牙列和咬合状态对其牙周健康和咀嚼/美观/发音等牙列功能的影响，就干预时机和内容，以及此过程中的牙周维护调整，给患者适当的建议。

（3）个体水平：帮助患者理解追求牙周长期健康需要医师的专业陪伴的道理，激励患者保持或改善牙周健康所需的行为习惯。

负责牙周诊疗的医师不仅要关注牙周炎症的控制，还应从全牙列健康的角度，推动患者在能力所及范围内，寻求牙周炎症控制下的牙体与牙列治疗干预，以最低的成本获得最大限度的健康与牙列功能。从这个意义上来说，负责牙周诊疗的医师在长期陪伴患者的过程中，也具有牙列管理的职责，这需要医师不断思考和学习，建立多学科思维，寻求与各专科医师的良好合作并进行专业沟通，求得更好的诊疗效果。

经过一段时间的非手术治疗，大部分牙周袋获得"控制在4 mm以内"的主要临床结果，残留牙周袋虽难避免且不可准确预测，但往往局限于个别牙齿或者个别区段。因此就个体水平而言，应视为已完成积极治疗并进入牙周维护治疗阶段。也就是说，此次就诊是从牙周积极治疗到维护治疗的过渡，是积极治疗的终点，也是未来长期维护治疗的起点[①]。

在首次牙周维护治疗中，再次对残留牙周袋位点进行非手术清创，相当比例的残留牙周袋可在日后的长期牙周维护中继续改善。因此，笔者并不认为此时是判断是否对残留牙周袋实施非再生性牙周手术的最合适时机。

对于残留牙周袋的位点，应首先分析其原因，当患者整体或局部清洁状态尚有差距，以及局部残留牙石或袋壁松软，或者存在可以椅旁干预的咬合因素时，很可能通过消除上述病因因素，激励和指导患者局部清洁以及重复的非手术清创，在日后的牙周维护中观察到残留牙周袋的进一步改善与控制（详见第8章"残留牙周袋及其处理"）。

① LOOS B G, NEEDLEMAN I. Endpoints of active periodontal therapy [J]. Journal Clinical of Periodontology, 2020, 47(Suppl 22): S61–S71.

07 牙周维护以及阶段评估和牙周维护的诊疗流程与细节

在长期牙周维护中，应认真对待患者的每次就诊，使其获得最大限度的牙周帮助。医师在院校阶段向师长学习，在浩瀚的书刊文献中向前辈学习，在漫长的牙周诊疗中向患者学习，并将所习得的知识和技能用于判断患者现况和未来预后，为患者提供"恰到好处"的诊疗。

在牙周维护治疗阶段，"恰到好处"的诊疗的内涵在于以合适的间隔为患者提供牙周照护，追求全牙列的牙周炎症得以持续控制，牙周破坏得以持续静止，预后存疑的个别牙得到及时的干预，牙体问题得到及时发现并获得合适诊疗，以合适的时机和方案行正畸或修复等牙列干预，以恰当的措施进行牙体病预防，以及对牙列咬合状况持续关注和管理。

牙周维护的诊疗流程与细节

合适的牙周维护间隔应在前一次就诊时设定。如第6章所述，在再评估和首次维护时，根据再评估结果设定第一年度的牙周维护间隔，并预约数月后维护的具体时间。具体来说，根据患者个体水平的牙周炎症风险评估结果，将其大致归类为低风险、中风险或高风险个体，分别予12个月、6个月或者3个月的牙周

维护间隔[①]。

笔者为每一位牙周维护患者预约1小时的椅旁诊疗，椅旁诊疗与案头工作可分为以下6个步骤（见图28）。

（1）案头工作，约需10分钟。仔细阅读患者的病史资料、临床照片和放射学资料，厘清患者个性化的主观需求和以往病程中牙周、牙体、牙列的状况，思考需关注的重点。

（2）治疗前椅旁沟通，约需5分钟。了解从上次就诊至今的症状演变和多学科就诊进程，继而了解患者当前的口腔清洁习惯以及全身状况。在口头交流中，判断患者对自身状态的感受与期待。

（3）临床检查，约需10分钟。依然遵循从口外到口内、从黏膜到牙列、从牙列到牙周的顺序进行检查，并根据预习时的笔记提示，记录重点部位以及有异常发现部位的探诊结果，而非全牙列的探诊结果。检查后思考并简要说明医师要做哪些处理。

（4）维护治疗，约需35分钟。依检查判断结果，首先进行必要的选磨调𬌗，其次对残留牙周袋部位进行再次清创，最后进行全牙列清创，确保患者离开椅位时，牙面上无沉积物，牙周软组织无松软肉芽残留。此外，一些患者需在清创后实施必要的"松牙固定"和"龋病预

① 刘大力.牙周病的诊疗思路与临床操作［M］.上海：上海交通大学出版社，2020：56-61.

防"等处理。

（5）诊疗后的分析与沟通记录，约需10分钟。根据前述诊疗过程中的所见，为患者总结全牙列、个别特殊牙位的病况与医师的处理内容，为患者指引多学科干预需要和方向，向患者说明其日常口腔清洁中需关注的问题。最后，应按照年度维护规划，结合本次诊疗所见，为患者设计下一个合适的复查间隔，并预约数月后就诊牙周维护或者阶段牙周评估和维护的时间。

（6）诊疗后的案头总结，约需10分钟。诊疗后的复盘，是医师回顾临床过程、反思自身不足、寻求理论滋养并终获积累和提高的重要时机。

阶段评估和牙周维护的诊疗流程与细节

维护间隔应随病程的变化而调整。理想的病程变化趋势是，随着牙周炎症状态的整体改善，患者个体水平的牙周风险等级逐渐趋于低风险。具体而言，余留牙的BOP（+）比例向10%以下改善；探诊深度5 mm以上位点的数量进一步减少（预后存疑的深牙周袋患牙可能通过牙周治疗而逐渐改善并继续行使功能，也可能因破坏加重而需拔除）；随着牙列修复的完成，基本咀嚼功能得到恢复；随着牙槽骨丧失停止，加之年龄的增长，放射学骨丧失（radiographic bone loss, RBL）百分数/年龄趋向在0.5以下；通过戒烟、控制血糖，控制了烟草和糖尿病等促进因素；随着正畸或者其他咬合干预的推进，消除了来自不利受力的牙周破坏风险。

当牙列水平的风险趋低，患者牙周状态趋

于健康稳定，则可延长牙周维护的间隔，从而减少患者用于牙周维护所需的各项成本。然而，在真实世界的长期陪伴中，我们看到患者牙周状态呈起伏变化而非一路向好，这就更需要医师具体分析当下的情形，努力消除炎症因素和不利状态，陪伴和激励患者做好自身行为管理。

在上述背景和思路下，按照再评估和首次牙周维护时确立的个体水平牙周风险等级设定的复查间隔，进行数次牙周维护治疗之后，应行阶段性完整评估。

阶段评估和牙周维护的临床过程与再评估和首次牙周维护相似，在细节把握上略有不同（见图29）。其步骤包括：① 诊前阅读患者以往资料，调整治疗方案的细节，完善沟通提纲（案头工作，约需10分钟）；② 治疗前的沟通（约需5分钟）；③ 拍摄临床照片和实施临床检查，包括完整牙周探诊检查记录，必要时需行X线片检查，以判断重点牙位或者全牙列牙槽骨变化情况（约需20分钟）；④ 牙周维护治疗（约需25分钟）；⑤ 治疗后的记录与分析沟通（约需10分钟），此时应根据前述完整资料评估牙周风险等级，确定下一阶段牙周维护的合适间隔；⑥ 诊疗后的思考（案头工作，约需10分钟）。

与患者共同追求持久的牙周维护

"定期洗牙""定期洁治"与真正的牙周维护治疗相距甚远。可以说，"定期洗牙""定期洁治"只是临床操作的名称，并没有体现牙周长期维护与管理的整体观与个性化判断。而在漫长陪伴中，医师不断依据患者具体情况进行个性化的判断是实现患者牙周长期健康的首要工作。通俗地说，动手操作之前的动脑思

牙周维护临床提纲						
诊疗日期 20210228		姓名 张*		出生年月 198308	当前年龄 37岁	首诊时间 20200322

诊前梳理	基线状况—患者诉求	希望得到专业牙周诊疗				
	全身状况和近期体检更新	无特殊 2020年年度体检无异常				
	牙周就诊史	202003首诊，3h非手术，202007再评估；202102维护				
	考虑事项	1. 25远中牙周袋；46根分叉区 2. 拔除48，牙体病诊疗46 3. 正畸评估，如果接受正畸，可考量正畸前24、25区FGG 4. 修复16				
椅旁沟通	前次和本次就诊症状	无不适/右下牙龋坏处冷热刺激及使用间隙刷时酸				
	多学科就诊进程	48尚未拔除；46牙体病尚未治疗				
	当前口腔清洁习惯	遵医嘱每日使用牙刷（2次）、牙间隙刷（1次）、单束牙刷（1次）清洁口腔				
	全身状况	无异常				
检查	口外/口内黏膜视诊	24、25角化龈狭窄，龈缘未见明显炎症表现				
	牙体检查	46邻面龋探诊不适，无叩痛	咬合 检查			48、17前伸干扰
	松动度记表	探诊及根分叉检查记表	VAS-OH （前次 9.5）			9.5
干预	局部麻醉药物/部位/剂量	未局麻				
	清创过程	手用器械去除残留菌斑				
	其他处理（调𬌗/用药）	48调𬌗				
医嘱	个体牙周风险	中~低，设定牙周维护间隔9个月；正畸期间应缩短间隔				
	多学科干预建议	1. 拔除48，诊疗46 2. 正畸评估，可考虑正畸前24、25区FGG；正畸治疗完成（或者放弃）后修复16				
诊疗后思考		努力推动患者接受拔除48，治疗牙体病				

图28 牙周维

注：绿色字体为案头书写

项目		8	7	6	5	4	3	2	1	1	2	3	4	5	6	7	8
牙齿松动度																	
根分叉水平探诊（mm）				Ｉ　　Ｉ											Ｉ　　Ｉ		
探诊深度(PD)	颊			3 1 2		3 1 2							2 1 2	2 2 4	3 2 3		
	舌			3 1 2		2 1 3							2 1 2	3 2 3	3 3 3		
牙位特异性说明																	
牙位		**8**	**7**	**6**	**5**	**4**	**3**	**2**	**1**	**1**	**2**	**3**	**4**	**5**	**6**	**7**	**8**
牙位特异性说明				远中龋													
探诊深度(PD)	舌	4 2 3		4 4 3													
	颊	3 2 3		3 2 4													
根分叉水平探诊（mm）				穿通 穿通													
牙齿松动度																	

（示例患者）

色字体为椅旁记录。

阶段评估和牙周维护临床提纲				

诊疗日期 20220213　　姓名　张*　　出生年月 198308　　当前年龄 39岁　　首诊时间 20200322

诊前梳理	基线状况-患者诉求	希望得到专业牙周诊疗		
	全身状况和近期体检更新	无特殊 2021年年度体检无异常		
	首诊以来牙周及各学科诊疗史	202003首诊，分3区非手术清创，07再评估；202102维护；202111维护；202202阶段评估和维护；已拔除16并种植修复；已治疗龋损患牙14、15、24、25		
	考虑事项	1. 已拔除48，牙体专科医师建议46观察，注意46龋损检查 2. 已决定放弃正畸治疗，注意观察24、25膜龈状态 3. 已完成16种植修复，注意检查其植体周状态		
椅旁沟通	前次和本次就诊症状	无不适/无不适		
	多学科就诊进程	46牙体医师未予治疗		
	当前口腔清洁习惯	遵医嘱每日使用牙刷（2次）、牙间隙刷（1次）、单束牙刷（1次）清洁口腔		
	全身状况	无异常		
检查	口外/口内黏膜视诊	24、25角化龈狭窄，龈缘未见明显炎症表现		
	牙体检查	46邻面龋，探诊无不适	咬合 检查	25、27与36、37前伸干扰
	松动度记表	探诊及根分叉检查记表	VAS-OH （前次 9.5）	9.5
干预	局部麻醉药物/部位/剂量	未局麻		
	清创过程	手用器械去除残留菌斑		
	其他处理（调𬌗/用药）	25、27调𬌗		

		低风险	中风险	高风险
治疗后医嘱	风险评估	低风险	中风险	高风险
	BOP（+）%	0～10% 9%	10%～25%	>25%
	PD≥5 mm位点数量	<4 2	4～8	>8
	失牙数（智齿不计入）	<4 1	4～8	>8
	BL/Age	<0.5	0.5～1	>1.0 50/39
	全身因素/遗传因素	无 ✓	—	有
	环境因素	不吸烟或者戒烟5年以上 ✓	吸烟量<20支/日	吸烟量≥20支/日
	个体牙周风险	中～低，设定牙周维护间隔10个月		
	多学科干预建议	有条件再请牙体科随访46，及时充填治疗；16符合种植体周黏膜炎诊断，应充分维护		
诊疗后思考		该患者牙体病的预防策略		

图29 阶段评估和牙
注：绿色字体为案头书写

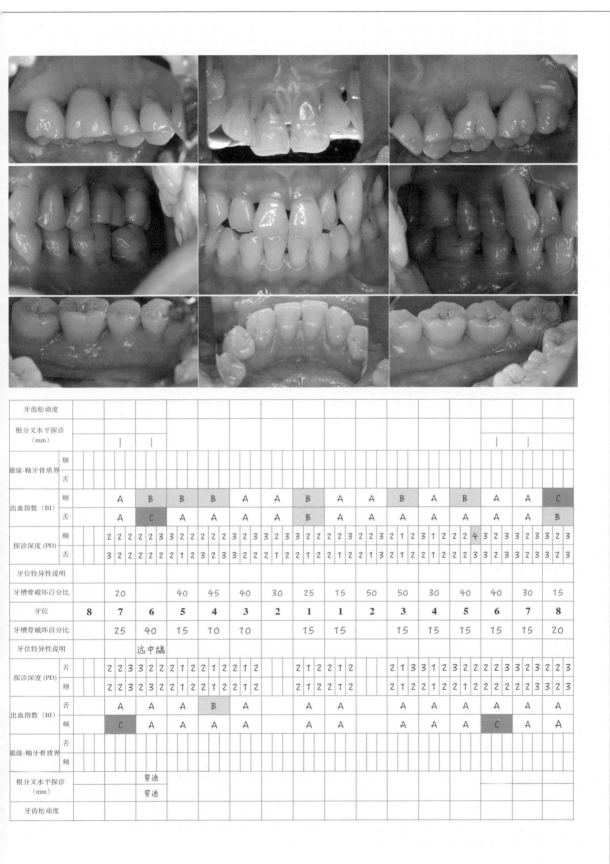

项目		8	7	6	5	4	3	2	1	1	2	3	4	5	6	7	8
牙齿松动度																	
根分叉水平探诊(mm)			ǀ	ǀ											ǀ	ǀ	
龈缘-釉牙骨质界	颊																
	舌																
出血指数(BI)	颊		A	B	B	B	A	A	B	A	A	B	A	B	A	A	C
	舌		A	C	A	A	A	A	B	A	A	A	A	A	A	A	B
探诊深度(PD)	颊		2 2 2	2 2 3	3 2 2	2 2 2	3 2 3	3 2 3	3 2 2	3 2 2	2 3 2	3 1 2	3 1 2	2 2 4	3 2 3	3 2 3	3 2 3
	舌		3 2 2	2 2 1	2 3 3	2 3 3	2 2 1	2 2 1	2 1 3	2 1 2	2 1 2	2 1 3	2 1 2	2 1 2	2 2 3	3 2 3	3 2 3
牙位特异性说明																	
牙槽骨破坏百分比			20	40	45	40	30	25	15	50	50	30	40	40	30	15	
牙位		**8**	**7**	**6**	**5**	**4**	**3**	**2**	**1**	**1**	**2**	**3**	**4**	**5**	**6**	**7**	**8**
牙槽骨破坏百分比			25	40	15	10	10		15	15		15	15	15	15	15	20
牙位特异性说明			远中龋														
探诊深度(PD)	舌		2 2 3	3 2 2	2 1 2	2 1 2	2 1 2		2 1 2	2 1 2		2 1 3	3 1 2	3 2 2	2 2 3	3 2 3	2 2 3
	颊		2 2 3	2 3 2	2 1 2	2 1 2	2 1 2		2 1 2	2 1 2		2 1 2	1 2 2	1 2 2	2 2 2	2 3 3	2 3
出血指数(BI)	舌		A	A	A	B	A		A	A		A	A	A	A	A	A
	颊		C	A	A	A	A		A	A		A	A	A	C	A	A
龈缘-釉牙骨质界	舌																
	颊																
根分叉水平探诊(mm)			穿通														
			穿通														
牙齿松动度																	

牙周维护(示例患者)

蓝色字体为椅旁记录。

考,是牙周维护中的真正难点和基石,需要医师更长期的学习和积累;而动手部分则可以通过一段时间章法清晰的操作训练而建立自信[①]。

作为从事牙周诊疗的全科医师、口内医师和牙周医师,应真正肩负判断思考患者病情的责任,而不宜将牙周维护的全过程委托给口腔专业知识不够全面的"洁牙师""口腔卫生士"。

同时,确有一定数量的患者,并不能持久地配合牙周维护。患者失访原因大致可归结于诊疗费用超过其承受能力或者心理预期,认为没有症状就没有必要就诊,重症牙治疗后状况未达预期等。作为医师,在一致对待患者和长期陪伴患者的追求中,也要直面患者失访的问题,当某一方面原因集中出现时,医师要思考是否需调整费用,思考是否需要改善自身与患者的沟通逻辑,帮助患者更好地理解牙周客观状态、风险以及患者主观感觉之间的关系,帮助患者更清晰地理解重症牙的处理原则。也就是说,既要坦然面对患者的失访,也要在反思中调整和提高,从而逐渐提高患者依从的比例(详见第17章"牙周诊疗中患者的依从性")。

牙周长期维护中的临床指标和放射学检查

在牙周组织再生治疗适应证窄、可预测性有限的当今时代,牙周诊疗和长期维护的主要目标在于阻断牙周破坏,并长期维持现有牙周支持组织的稳定。牙周支持组织长期稳定的核心是牙槽骨量的稳定,即始于牙龈上皮和结缔组织的炎症反应得以局限,且其反应程度不足以导致过度的破骨分化。临床上一般通过放射学检查判断牙槽骨状态。

经过牙周积极治疗,大多数患牙的牙槽骨炎症破坏阶段的破骨分化逆转为骨吸收与矿化的代谢平衡状态,放射学上表现为骨密度尤其是皮质骨密度的提高和稳定。上述骨改建的速度较为缓慢,可结合临床检查所见设定 1 ~ 3 年的全牙列放射学检查间隔,并可选择"全颌曲面体层片"进行观察。个别病情严重、预后存疑的患牙,应加拍根尖片观察和辅助判断(见图30)。

在一些情况下,个别患牙存在较为迅速的牙周骨变化,或者基于牙体病判断需要,可缩短对其行放射学检查的间隔,为临床决策提供依据(见图31)。

然而,放射学检查所见反映的是当前牙槽骨的状况,无法依其判断未来的破坏风险。基于对牙周解剖和病理的认识以及大量的临床研究,目前认为位点水平上,长期保持探诊深度小于等于 3 mm 和探诊不出血的牙龈组织临床状态是提示牙周状态稳定的可靠指标[②③]。在此意义上,临床医师应避免以"定期洁治/洗牙"代替牙周维护的工作理念和方式。因为前者是以牙面清洁表象进行判断与干预,掩盖了牙周维护过程中真正重要的判断牙周组织炎症状态和牙槽骨稳定程度的本质道理及专业内容。

---

① 牙周非手术治疗的技术细节可参考:刘大力.牙周病的诊疗思路与临床操作 [M].上海:上海交通大学出版社,2020.

② LANG N P, ADLER R, JOSS A, et al. Absence of bleeding on probing-an indicator of periodontal stability [J]. Journal of Clinical Periodontology, 1990, 17(10): 714−721.

③ SIOW D S F, GOH E X J, ONG M M A, et al. Risk factors for tooth loss and progression of periodontitis in patients undergoing periodontal maintenance therapy [J]. Journal of Clinical Periodontology, 2023, 50(1): 61−70.

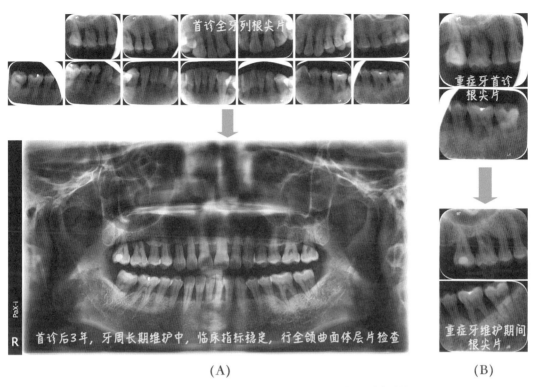

(A)   (B)

图30 牙列水平(A)和牙水平(B)牙周长期维护中放射学复查

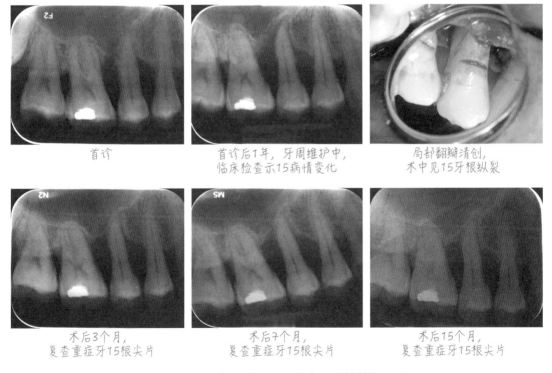

首诊

首诊后1年，牙周维护中，临床检查示15病情变化

局部翻瓣清创，术中见15牙根纵裂

术后3个月，复查重症牙15根尖片

术后7个月，复查重症牙15根尖片

术后15个月，复查重症牙15根尖片

图31 调整病情变化较为迅速部位的放射学检查间隔

第二部分

牙周诊疗的
个性问题

持续思考患者的位点水平、牙水平、牙列水平和其他个性化问题，努力帮助患者实现牙周炎症的控制与牙周组织长期稳定，牙体病的有效防治，牙列功能的最优状态，从而提升其相应的生活质量。

08 残留牙周袋及其处理

经过牙周积极治疗，牙周袋得以闭合，在长期维护中不再复发的病程经过，是医患的共同理想和努力目标。牙周积极治疗后的牙周袋残留、长期维护治疗中牙周袋复发以及新发牙周袋的出现，提示牙周破坏可能继续进展，这些问题常困扰临床医师。

牙周治疗后的牙周袋残留

数十年来，大量临床研究报告了真实世界中非手术清创后牙周袋的残留情况。这些报告提示，经过认真的牙周非手术治疗，仍有一定比例位点的牙周袋未能闭合。若以3 mm为牙周袋闭合（pocket closure）的阈值，非手术治疗大致可以获得2倍于基线的PD≤3 mm位点数量。在不同研究报告中，从基线到治疗后1年，PD≥4 mm位点百分比的变化程度有所不同[1]（见图32）。

笔者回顾了自己近年（2019—2023年）的患者资料。基线评估时全牙列PD≥4 mm的位点占比超过40%的33位患者，经非手术治疗后再评估时，PD≥4 mm的位点占比由56.1%（42%～78.7%）降至12.6%（1.7%～26%）。笔者继续追溯2016—2018年的病历资料，15位基线评估时PD≥4 mm的位点占比超过40%

（40.3%～79.6%，平均60.4%）的患者，经非手术治疗后，再评估时PD≥4 mm的位点占比为26.5%（9.6%～44.6%）。

残留牙周袋的处理和转归

在长期病程中，经积极治疗后的残留牙周袋（residual pocket）存在以下3个方向的处理路径和转归。

（1）通过反复非手术清创得到改善，探诊深度进一步减小（见图33）。

在全牙列水平，相当比例的牙周袋已通过牙周积极治疗得以闭合，患者进入牙周维护治疗阶段。医师需在牙周维护中对残留牙周袋进行重点清创，为其闭合创造条件。

（2）当牙周袋持续存在时，医师结合病情判断和患者的意愿，为其实施手术治疗而获得改善（见图34）。

经过反复的非手术清创不能实现牙周袋闭合的患牙，多存在垂直型或凹坑状骨缺损、根分叉区破坏、异常牙体解剖形态、不利咬合等状况，个体水平还可能有吸烟、血糖控制不佳等因素参与组织反应。医师应在诊疗过程中努力分析上述因素与残留牙周袋的关系，也要思考这

---

① CITTERIO F, GUALINI G, CHANG M, et al. Pocket closure and residual pockets after non-surgical periodontal therapy: a systematic review and meta-analysis [J]. Journal of Clinical Periodontology, 2022, 49(1): 2-14.

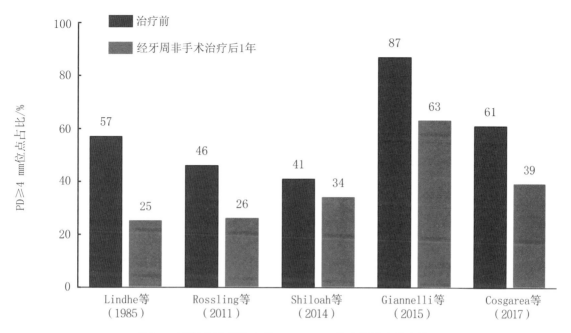

图32　牙周非手术治疗后PD≥4 mm位点百分比的变化

注：图示5项研究中，Shiloah等的研究对象为吸烟患者。

些因素是否可能增加手术后牙周袋复发的风险，从而和患者一起权衡利弊，慎重决策。

（3）一些残留牙周袋的患牙可能在数年的维护治疗进程中长期存留，或者消退后再反复。在此过程中，牙周支持组织的破坏可能缓慢进展（见图35）。

医师实施非手术和（或）手术治疗的同时，与患者共同努力，延缓天然牙的丧失，以延迟天然牙被种植牙或其他人工牙替代的时间，缩短使用种植牙或者其他人工牙的时间，从而避免种植牙或其他人工牙相关的健康风险和成本支出。也就是说，牙周病程中一些终末结局为"拔除"的患牙，可能有较长的正常行使功能、不影响患者生活质量，不影响拔牙后修复

策略和可预测性的阶段。

此外，各类辅助措施，如激光、局部用药、牙周内窥镜下清创治疗等，可用于残留牙周袋的处理。当前的研究证据尚不支持常规应用这些辅助措施（详见第16章"临床实践各项决策的来源"），这些措施的使用决策在很大程度上取决于医师的个人经验和偏好[1]。

笔者在临床教学中，经常被问到"什么情况下行翻瓣手术"的问题，这体现了医师对手术适应证把握的不确定性。如前所述，在维护治疗中，残留牙周袋可能会发生变化，医师们希望自己能预测出哪些残留牙周袋将渐渐消退；哪些牙周袋虽残留，但可能长期局限而没有附着丧失进展；哪些残留牙周袋可能将呈进

① CALCIOLAR E, ERCAL P, DOUROU M, et al. The efficacy of adjunctive periodontal therapies during supportive periodontal care in patients with residual pockets: a systematic review and meta-analysis [J]. Journal of Periodontal Research, 2022, 57(4): 671-689.

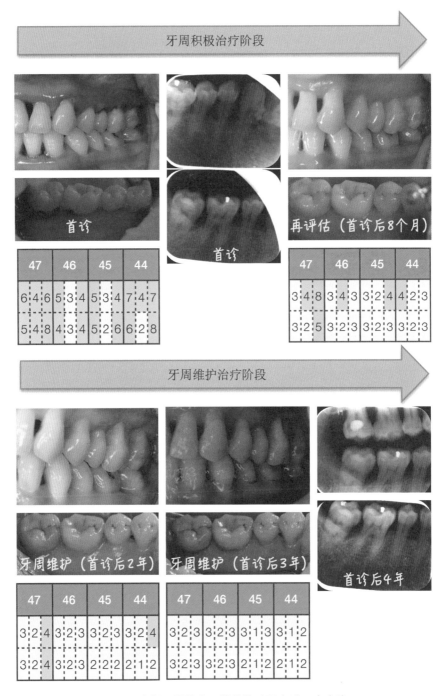

图33 残留牙周袋在牙周维护过程中进一步变浅

注：此患者为女性，首诊时38岁，身体健康，全牙列78%的位点PD≥4 mm，图示为右下后牙区的病程演变。在维护治疗中，通过对残留牙周袋的持续探诊和反复非手术清创，实现牙周袋闭合。

牙周积极治疗阶段

首诊　　首诊　　再评估（首诊后5个月）

47		46		45		44	
4 3 4	4 3 5	6 3 4	4 2 3
4 4 5	6 3 4	6 2 3	3 2 3

47		46		45		44	
3 2 4	4 3 4	8 2 3	3 2 3
4 4 3	5 2 4	8 2 3	3 2 3

牙周维护治疗阶段

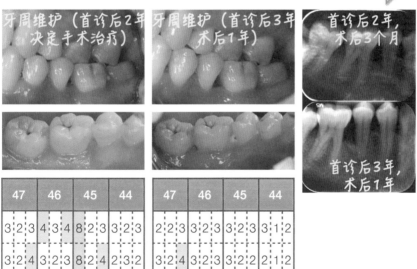

牙周维护（首诊后2年，决定手术治疗）　牙周维护（首诊后3年，术后1年）　首诊后2年，术后3个月　首诊后3年，术后1年

47		46		45		44	
3 2 3	4 3 4	8 2 3	3 2 3
3 2 4	3 2 3	8 2 4	2 3 3

47		46		45		44	
2 2 3	3 2 3	3 2 3	3 1 2
3 2 4	3 2 3	3 2 3	2 1 2

图34　通过牙周手术消除残留牙周袋

注：此患者为男性，首诊时33岁，身体健康，全牙列38.5%的位点PD≥4 mm，图示为右下后牙区的病程演变。45、46在牙周维护期间，行翻瓣清创联合引导组织再生和植骨手术，消除残留牙周袋并获得一定程度的骨再生。

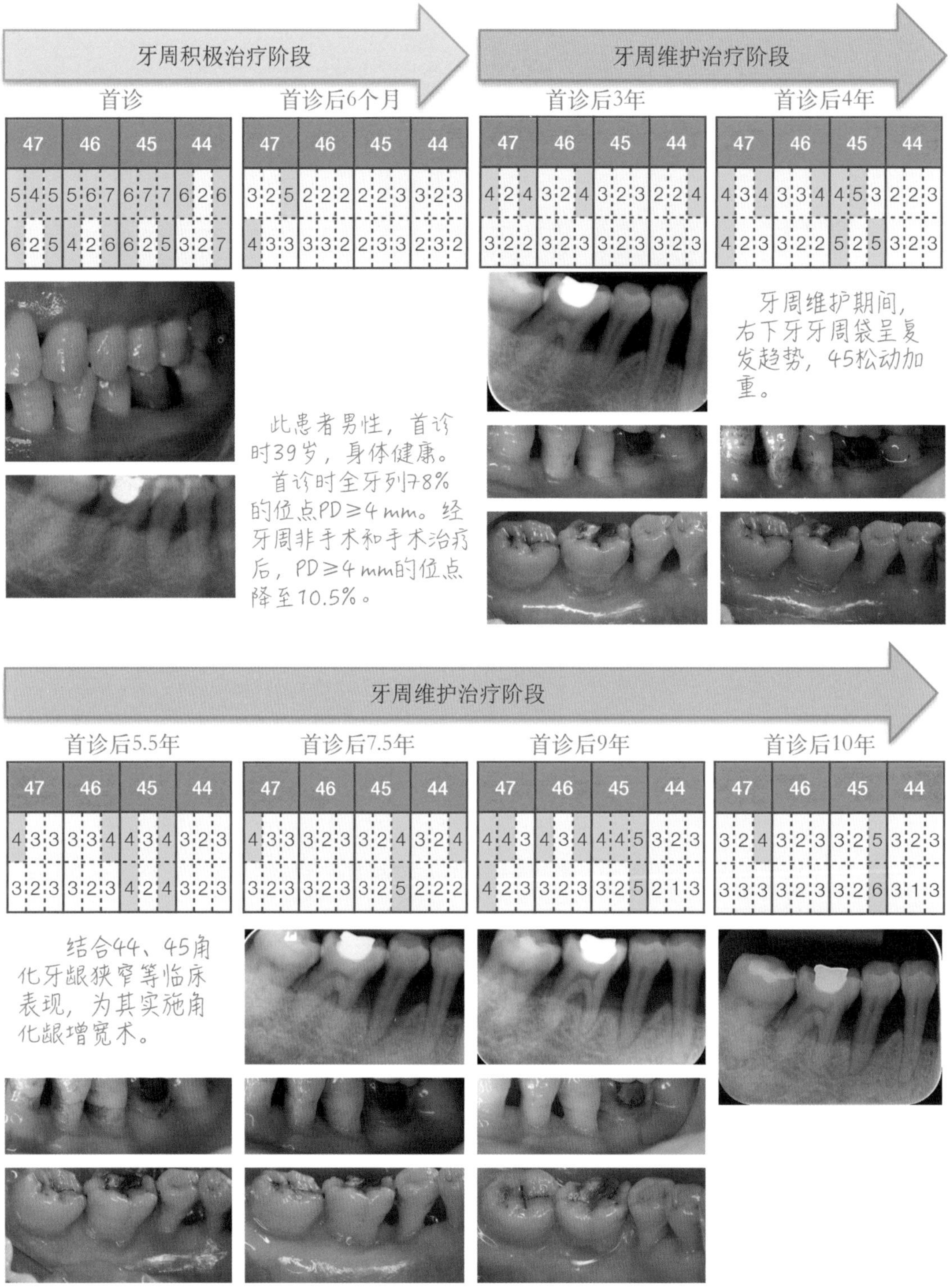

牙周积极治疗阶段 ➤ **牙周维护治疗阶段** ➤

首诊				首诊后6个月				首诊后3年				首诊后4年			
47	46	45	44	47	46	45	44	47	46	45	44	47	46	45	44
5 4 5	5 6 7	6 7 7	6 2 6	3 2 5	2 2 2	2 2 3	3 2 3	4 2 4	3 2 4	3 2 3	2 2 4	4 3 4	3 3 4	4 5 3	2 2 3
6 2 5	4 2 6	6 2 5	3 2 7	4 3 3	3 3 2	2 3 3	2 3 2	3 2 2	3 2 3	3 2 3	3 2 3	4 2 3	3 2 2	5 2 5	3 2 3

牙周维护期间，右下牙牙周袋呈复发趋势，45松动加重。

此患者男性，首诊时39岁，身体健康。首诊时全牙列78%的位点PD≥4 mm。经牙周非手术和手术治疗后，PD≥4 mm的位点降至10.5%。

牙周维护治疗阶段 ➤

首诊后5.5年				首诊后7.5年				首诊后9年				首诊后10年			
47	46	45	44	47	46	45	44	47	46	45	44	47	46	45	44
4 3 3	3 3 4	4 3 4	3 2 3	4 3 3	3 2 3	3 2 4	3 2 4	4 4 4	4 3 4	4 4 5	3 2 3	3 2 4	3 2 3	3 2 5	3 2 3
3 2 3	3 2 3	4 2 4	3 2 3	3 2 3	3 2 3	3 2 5	2 2 2	4 2 3	3 2 3	3 2 5	2 1 3	3 3 3	3 2 3	3 2 6	3 1 3

结合44、45角化牙龈狭窄等临床表现，为其实施角化龈增宽术。

图35 长期维护中牙周破坏缓慢进展且有反复（患牙45）

行性的附着丧失。这些预测来自医师在认真对待每一位患者的动态随访中的积累，是把握牙周手术适应证和时机的基础。因此，当医师对是否以手术治疗消除残留牙周袋尚未形成清晰判断时，不妨对这些部位再次行非手术清创、分析病因因素并行相应干预，在维护随访中看到其真实变化，再根据变化趋势思考是否有必要进行手术干预。

09 牙周手术治疗

通过以消除病因因素为基本原则、以非手术清创为主要方式的牙周积极治疗，大部分患牙可实现低破坏风险的牙周局部状态，大部分患者也可获得相应的全牙列状态，并养成有利于牙周健康的行为习惯。因此从个体水平上看，经过一段时间的牙周积极治疗，患者可进入牙周维护治疗阶段。一些残留牙周袋通过维护阶段的再治疗，还可以获得进一步改善及消退。

少数患者的部分牙位，存在非手术治疗难以解决的临床问题，可在牙周维护阶段，选择合适的时机，以合适的手术干预实现相应的临床目标。这些目标包括：消除牙周袋以降低牙周持续破坏的风险，获得牙周组织再生及软硬组织增量，牙周组织形态修整改善等。

本章将结合临床病例，介绍在个体水平及全牙列水平牙周维护背景下的个别部位的牙周手术治疗。

切除性新附着术消除个别牙颊舌侧骨上袋

切除性新附着术（excisional new attachment procedure, ENAP）由美国军医医院的医师在20世纪70年代末首先提出[1]。1986年出版的《口腔内科学（第2版）》对该术式进行了文字描述[2]。

笔者将该术式应用于个别牙颊舌侧骨上袋的消除。在牙周积极治疗期间已行完善治疗并发生纤维改建而质地坚韧，但维护治疗中持续探诊3 mm以上局限的颊舌侧骨上袋部位，局麻下使用15c刀片行内斜切口，锐性去除袋内壁上皮和部分结缔组织，并压迫止血。该术式可达到较为理想的消除局部残留牙周袋的目的（见图36）。

以控制牙周炎症、降低破坏风险为主要目标的牙周手术

回顾牙周手术治疗的历史可以了解到，19世纪末牙周病学渐成学科之初，对牙周病的病因认识较粗浅，以手术消除肥大增生牙龈的牙龈切除术，以及较牙龈切除术保留更多牙龈并可实现直视下清创的牙周翻瓣术，展现了立竿见影式消除病灶和改善临床状态的效果，因此得到快速发展和传播。20世纪60年代以后，随着对菌斑微生物和炎症反应在牙周病病因中的作用与机制的证实与探究，

① YUKANA R A, BOWERS G M, LAWRENCE G M, et al. A clinical study of healing in humans following the excisional new attachment procedure [J]. Journal of Periodontology, 1976, 47(12): 696–700.
② 岳松龄. 口腔内科学［M］.2版.北京：人民卫生出版社，1986.

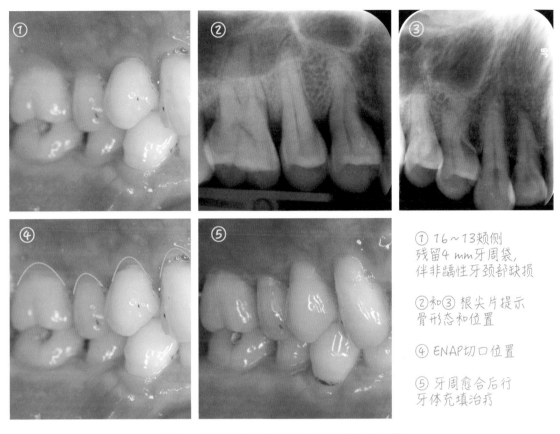

① 16～13颊侧
残留4 mm牙周袋,
伴非龋性牙颈部缺损

② 和③ 根尖片提示
骨形态和位置

④ ENAP切口位置

⑤ 牙周愈合后行
牙体充填治疗

图36　切除性新附着术消除个别牙颊侧骨上袋

"非手术治疗在先,牙周手术治疗需建立在完善的非手术治疗基础上"的牙周治疗原则逐渐确立。随着非手术治疗水平的提高,由手术消除龈袋和牙周袋的临床需要相应减少。同时,随着对牙周组织病理状态和治疗后愈合过程的认识,牙周再生材料的发展,手术器械的革新,放大装置的应用,大范围的翻瓣清创手术逐渐向小范围的微创再生手术变革(详见第15章"牙周治疗后的组织愈合与微创牙周治疗")。

难以通过非手术治疗消除的残留牙周袋部位,医师需结合局部解剖形态和自身经验进行权衡,认为非手术的牙周维护无法阻止附着水平进一步丧失,手术治疗可为患者带来更多临床获益可能时,可考虑行手术干预(见图34和图37)。

以牙周组织再生为主要目标的牙周手术

可能获得预期牙周组织再生的骨缺损,包括下颌磨牙Ⅱ度根分叉病变、上颌磨牙颊侧Ⅱ度根分叉病变、深而窄形态的邻面骨下袋等[1]。

① REYNOLDS M A, KAO R T, CAMARGO P M, et al. Periodontal regeneration-intrabony defects: a consensus report from the AAP regeneration workshop [J]. Journal of Periodontology, 2015, 86(2 Suppl): S105–S107.

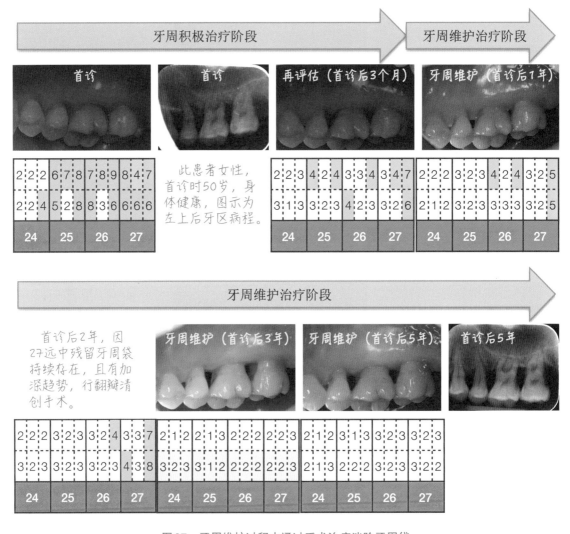

图37　牙周维护过程中通过手术治疗消除牙周袋

当存在上述病损时,若局部软组织条件能够实现植入物的完全覆盖,可结合患者的接受度,在规律实施全牙列牙周维护的同时,择期行牙周组织再生手术(见图38)。

局部软硬组织状况诚然是牙周再生手术的客观指征,但从长期效果来说,在患者对自身疾病有了充分的理解,养成了良好的口腔清洁习惯,控制了吸烟等环境危险因素之后的再生手术,方具有长期稳定的前提。而这一状态是否已达到,需要在牙周维护治疗中动态地评定。

以改善局部牙周生物型为主要目标的牙周手术

牙周生物型概念的内涵包括牙龈厚度(gingival thickness, GT)、角化龈宽度(keratinized gingival width, KGW)、牙槽骨形态(bone morphology, BM)、牙龈形态(gingival morphology, GM)、牙体尺寸(tooth

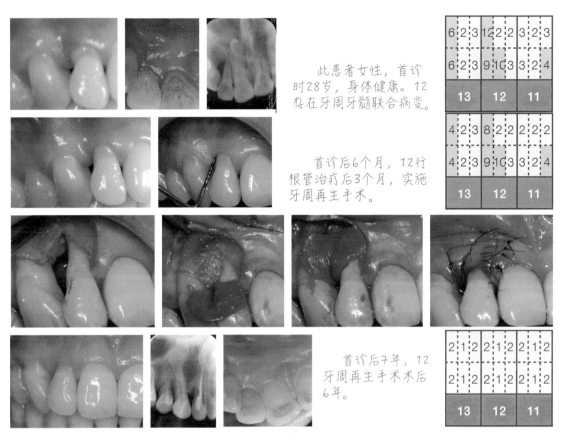

图38　邻面骨内缺损的牙周再生手术

dimensions，TD）等诸多方面①。这一概念随着对牙齿和牙周解剖生理与疾病表征之间相关性认识的深入而不断演变。

以根面覆盖、增宽附着龈、增厚牙龈、增加牙槽骨厚度、修整系带等为目的的牙周手术，其本质在于改变牙周生物型。与牙周炎症性破坏导致的手术治疗需要不同，这类手术治疗常不以牙周袋和炎症表现为临床起点，手术适应证和时机更应从美观、正畸治疗和牙列修复治疗中的牙周组织稳定等角度进行评估和考虑。

在一定程度上，以改善局部牙周生物型为目的的手术多为患者驱动（如希望修整龈缘位置或者覆盖根面改善美观，见图39和图40）、正畸医师驱动（如提高牙齿移动效率和移动中牙周组织稳定性，见图41和图42）或口腔修复医师驱动（如缺失牙部位的软组织增量，见图43），较少情况下为牙周炎症控制需要（如明确的膜龈问题导致牙周破坏风险部位，见图35和图44）。

因此，在进行手术决策时，除遵循牙列水平的牙周炎症控制和患者理解并习得口腔清洁方法后再行手术治疗这一基本原则之外，常需充分考虑和尊重患者意愿，并与正畸或修复等口腔专科医师合作，共同把握适应证和手术时机。

① ZWEERS J, THOMAS R Z, SLOT D E, et al. Characteristics of periodontal biotype, its dimensions, associations and prevalence: a systematic review [J]. Journal of Clinical Periodontology, 2014, 41(10): 958−971.

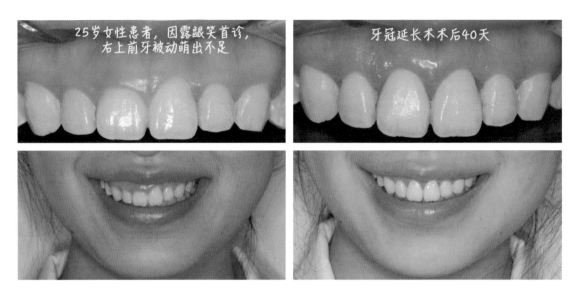

图39　患者驱动的改善牙周生物型（附着龈宽度和临床牙冠尺寸）手术

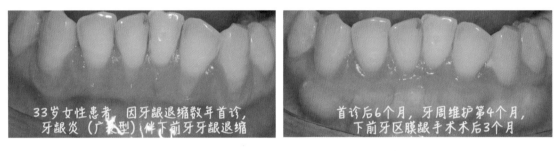

图40　患者驱动的改善牙周生物型（牙龈厚度和角化龈宽度）手术

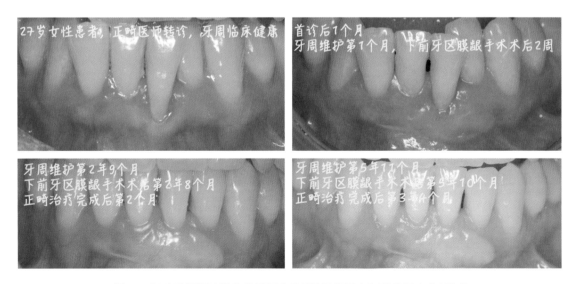

图41　正畸医师驱动的改善牙周生物型（牙龈厚度和附着龈宽度）手术

注：此病例的正畸专科医师为吴勇医师。

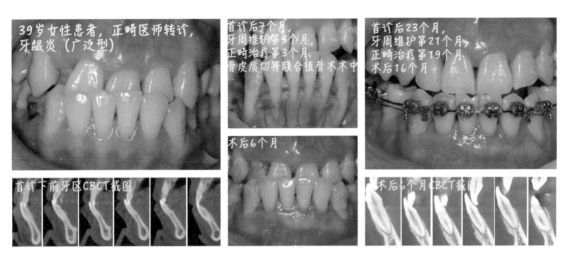

图42 正畸医师驱动的改善牙周生物型（牙槽骨形态和牙龈厚度）手术

注：此病例的正畸专科医师为曹海峰医师。

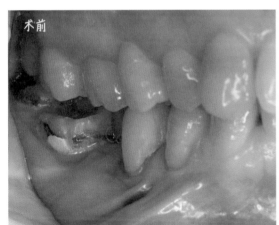
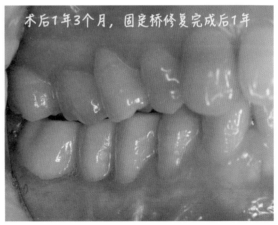

图43 修复医师驱动的改善牙周生物型（角化龈宽度）手术

注：此病例的口腔修复医师为沈宏嘉医师。

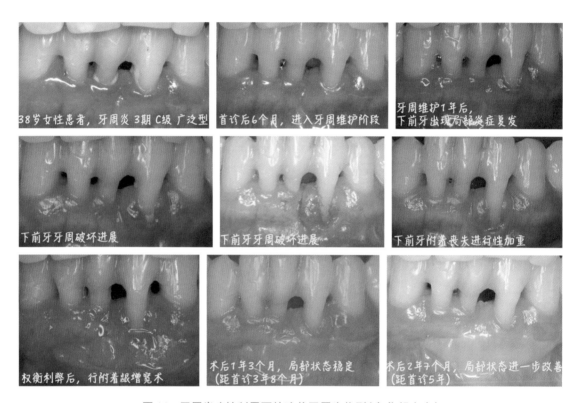

图44 牙周炎症控制需要的改善牙周生物型（角化龈宽度）

牙周诊疗中的咬合思考和管理

牙周炎症性破坏与创伤受力的关系

早在1901年，卡罗伊（Karolyi）医师就指出创伤和磨牙症与牙周病的可能关联。在随后的一段时期中，人们认为牙周炎症与创伤为相互独立的两种牙周疾病状态。20世纪50年代至80年代，学者们利用动物模型进行组织学研究，探索牙齿受力与牙周炎症破坏之间的相互作用，格利克曼（Glinckman）等提出的"co-destructive"（协同破坏）理论最为广泛接受[1]。该理论认为，牙冠所受的力沿牙根传导至牙周膜及牙槽骨，引起相应的适应性或者创伤性效应，而菌斑导致的牙周组织炎症性破坏则由龈缘向根方发展；引起创伤性效应的受力，通过改变牙周支持组织中纤维排列和骨代谢平衡而影响炎症介质的播散途径，从而导致牙周炎症破坏的加剧（见图45）。

牙周膜及牙槽骨受到超过自身适应的力后所发生的创伤性效应为牙周膜增宽和牙槽骨吸收。这些创伤性效应可呈适应改建与活跃破坏相交替的表现，与牙周炎症性破坏的活跃与静止相交替的特点有一定的相似之处。当前，牙周组织自身适应力的阈值尚无法确立，创伤性效应和牙周炎症性破坏也往往同时存在，难以确切区分二者在患牙牙槽骨丧失和牙齿松动中的具体贡献度。

上述反应特点以及伦理学因素，使得以"判断和干预咬合创伤以提高阻断牙周炎症性破坏的疗效"为假说的前瞻性临床研究难以真正实现。这导致相关循证证据不足，使得临床决策常需建立在专家建议或者医师自身经验的基础上。美国牙周病学学会共识性报告指出，咬合创伤与炎症破坏可以单独存在或者同时存在，发生在牙周支持组织减少的患牙的咬合创伤效应将被放大，尽管二者可同时存在于同一患牙，但常需分别考量其治疗目标和治疗终点[2]。

咬合分析始于首诊且贯穿于每一次牙周诊疗

临床医师应建立主动问询和检查咬合状态的习惯，认真思考牙周炎症性破坏与受力反应之间的关联，避免遗漏咬合异常参与牙周破坏的判断，或者夸大咬合参与度。

视诊结合触诊的咬合检查是关注咬合状况的第一步。观察并记录患者静止时和下颌运动时的咬合状态，以合理的顺序完整地完成

① GLICKMAN I. Occlusion and the periodontium [J]. Journal of Dental Research, 1967, 46(1): 53-59.
② AMERICAN ACADEMY OF PERIODONTOLOGY. Parameter on occlusal traumatism in patients with chronic periodontitis [J]. Journal of Periodontology, 2000, 71(5 Suppl): 873-875.

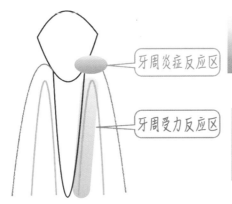

牙周炎症反应区

龈牙结合部是牙周组织与菌斑病原体相互抗争的场所，是牙周组织炎症性破坏的始发部位。

牙周受力反应区

由牙冠传导至牙根，再由牙根传导至牙周膜和牙槽骨的力，包括唇、颊、舌的压力，邻牙之间的作用力，以及来自对颌牙的咬合力。

图45　牙周炎症破坏区与牙周受力反应区

多项咬合检查并形成判断，需要认真磨炼方可形成一定的积累。笔者将上述检查纳入首诊临床检查程序中，以形成初步咬合判断（见图13、图21和附录1），结合诊后的案头分析，在随后的每次就诊过程中进行有针对性的检查和适时干预（见图25、图27、图28、图29、附录3、附录4、附录5和附录6）。

以下临床状况提示存在咬合创伤：① 患者诉说咬合/咀嚼不适，甚至口颌肌群不适，或诉说存在夜磨牙、紧咬牙等副功能状态；② 临床视诊检查时发现牙体不均匀磨损、牙齿折裂、牙齿移位、局限于颊舌侧中央部位的牙龈退缩、龈裂、局限的牙龈缘突或红肿等；③ 临床触诊结合视诊检查时发现存在咬合震颤、牙齿松动、接触异常（缺乏生理性尖窝关系，咬合运动缺乏生理性引导保护、个别牙/位点早接触和咬合干扰）等状况；④ 放射学检查时可能发现牙周膜增宽、牙根吸收、牙骨质撕裂乃至局限的牙槽骨严重破坏表现等；⑤ 颞下颌关节及咀嚼肌功能异常。上述表征会单独或共同出现，且常存在于个别或者一组

牙位；在长期病程中，一些表征也可呈现消退、稳定或进展等表现（见图46）。

咬合分析是将咬合检查结果与临床状况相联系，从位点、单颗牙、组牙①、牙列、咀嚼肌、颞下颌关节等诸多层次思考其内在关联，为理解疾病表征和实施有效的咬合干预提供可靠依据（见图47）。

牙周临床诊疗中的咬合分析与选磨调𬌗

咬合状态的复杂性导致临床上很难用明确的标准判断某一患牙咬合因素在其牙周组织丧失病程中的确切贡献度。临床表征仅提示其牙周破坏可能存在咬合因素的影响，并非咬合因素参与牙周破坏的特定表现。临床检查能够获得以往牙周破坏中是否有咬合因素参与的提示，并不等于当前情形下进行椅旁选磨调𬌗能为患者带来临床获益（见图48）。

通过不可逆的选磨调𬌗改变牙齿咬合接触和受力之前，临床医师应权衡患者是否有非侵入性咬合板干预的适应证和可行性；思考选

---

① 李成章、张强.深覆盖、开𬌗、对刃𬌗：“导控不足”的形态特征不同咬合类型及其对牙周破坏位点的选择作用［EB/OL］.（2022-12-22）［2023-11-22］.https://mp.weixin.qq.com/s/n6Z6IjG5ZkWE--FkslulEw.

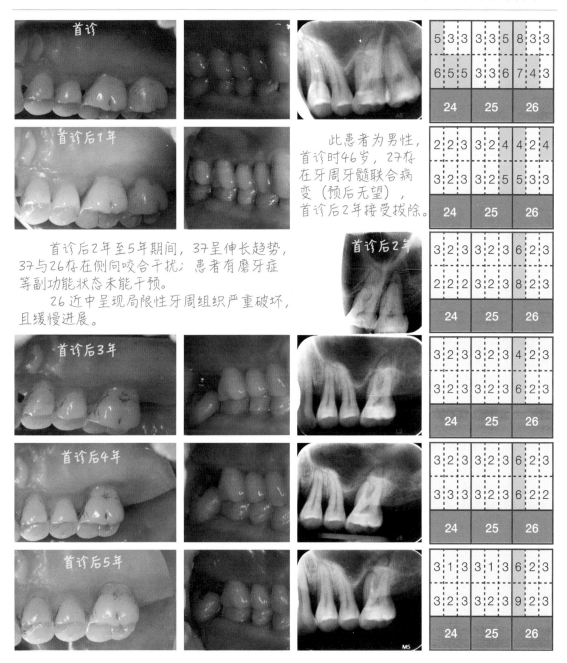

此患者为男性，首诊时46岁，27存在牙周牙髓联合病变（预后无望），首诊后2年接受拔除。

首诊后2年至5年期间，37呈伸长趋势，37与26存在侧向咬合干扰；患者有磨牙症等副功能状态未能干预。

26近中呈现局限性牙周组织严重破坏，且缓慢进展。

图46 临床表现提示咬合创伤参与牙周破坏（患牙26）

磨调拾可能为患者带来哪些具体受益，如消除或者改善咬合运动中的牙松动或撞击感，以及与此相关的唇舌颌面肌功能紊乱甚至颈椎功能紊乱，以提高患者的舒适度；解除正中咬合运动时的个别牙早接触和非正中咬合运动时的个别牙咬合干扰，以改善牙周炎症愈合改建的环境；解除或者减轻咬合中牙齿震颤[①]，以降低患牙所受创伤力的破坏风险等（见图49）。

---

① 牙齿震颤指施加拾力于牙齿时，可见的或可感受到的牙齿移动。

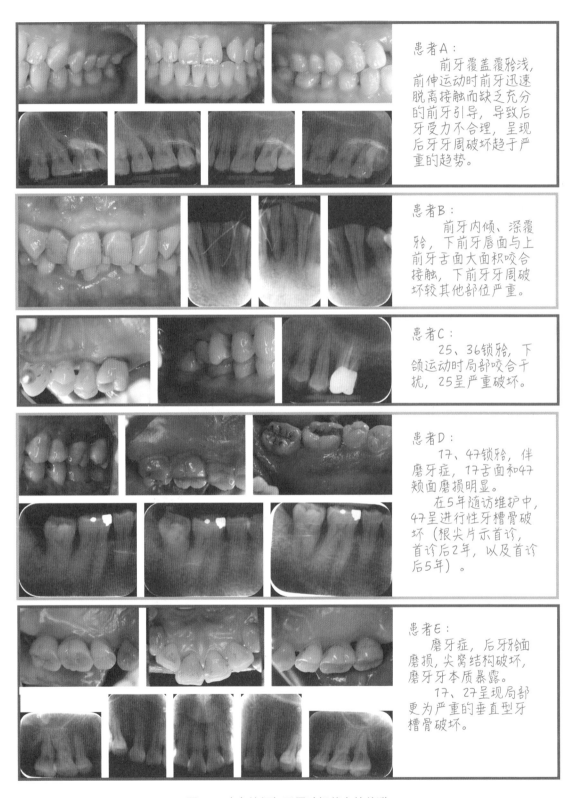

患者A：

　　前牙覆盖覆殆浅，前伸运动时前牙迅速脱离接触而缺乏充分的前牙引导，导致后牙受力不合理，呈现后牙牙周破坏趋于严重的趋势。

患者B：

　　前牙内倾、深覆殆，下前牙唇面与上前牙舌面大面积咬合接触，下前牙牙周破坏较其他部位严重。

患者C：

　　25、36锁殆，下颌运动时局部咬合干扰，25呈严重破坏。

患者D：

　　17、47锁殆，伴磨牙症，17舌面和47颊面磨损明显。

　　在5年随访维护中，47呈进行性牙槽骨破坏（根尖片示首诊，首诊后2年，以及首诊后5年）。

患者E：

　　磨牙症，后牙殆面磨损，尖窝结构破坏，磨牙牙本质暴露。

　　17、27呈现局部更为严重的垂直型牙槽骨破坏。

图47　咬合特征与牙周破坏状态的关联

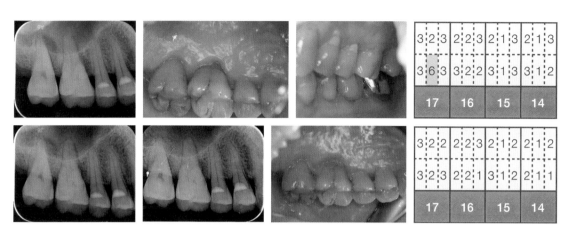

图48 临床及放射学表现提示存在咬合因素参与牙周破坏（患牙17）

注：此病例虽被推测咬合因素参与了17牙周破坏，但并无充分证据支持此时椅旁选磨调𬌗可为患者带来临床获益（上排资料）。对该病例实施了牙周再生手术治疗，治疗后1年根尖片和临床状况提示实现组织再生和牙周袋闭合（下排第1张根尖片为术后3个月，其余资料为术后1年）。

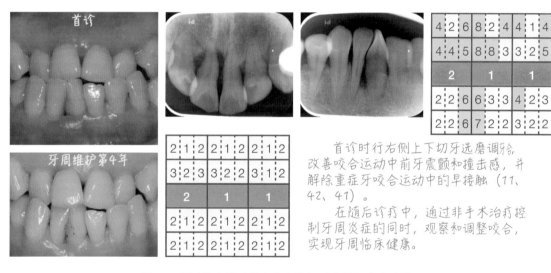

首诊时行右侧上下切牙选磨调𬌗，改善咬合运动中前牙震颤和撞击感，并解除重症牙咬合运动中的早接触（11、42、41）。

在随后诊疗中，通过非手术治病控制牙周炎症的同时，观察和调整咬合，实现牙周临床健康。

图49 通过选磨调𬌗提高患者的舒适度并促进炎症控制

选磨调𬌗的时机因临床判断而调整，可设置在牙周积极治疗期间，也可在炎症控制后的牙周维护治疗阶段。在进行选磨调𬌗之后，应详细记录检查所见、调𬌗部位和预期获益，并在日后的诊疗中验证和反思咬合调整的作用。

需要指出的是，当前观察和分析咬合状况的方法均存在较大局限性，无论是临床视诊结合触诊直接观察静态和动态咬合的检查方式，还是利用咬合纸、箔片、蜡片、硅橡胶等介质记录，抑或利用T-Scan、Prescale、口内扫描仪等数字化分析方法，都无法获得准确的咬合力分布、大小乃至对牙周组织影响的精确判断，需要结合医师的临床经验和对牙周破坏状况的把握进行分析[①]。

---

① 李佳乐，赵喆，王青，等.咬合接触分析方法的研究进展［J］.中国实用口腔科杂志，2023，16（5）：609-614.

另一方面，在真实世界的诊疗中，大部分成人患者的咬合状态与理想咬合相比，存在不同程度的差距；个体的椅旁表现，都是经其自身独特的咬合经历和生理调节积累后的状态；一些患者还需基于详细的颌位分析进行更为复杂的咬合判断和干预。同时，各种主客观条件所限和利弊权衡之下，很多患者常难以实现完整的颌位分析和复杂的咬合干预，而以其"个性化"的咬合状态长期行使功能（见图50）。在牙周诊疗中，宜在辩证认识上述状况的基础上，从患者客观情况出发决定是否行临床干预以及采取何种方式干预，最大限度地帮助患者实现临床获益。

咬合问题的复杂性，提示医师需引导患者共同面对与其相关的不确定性。具体而言，医师宜及时向患者说明检查中的异常发现和思考，坦诚说明牙周椅旁检查和椅旁干预的局限性，积极帮助患者寻求合适的多学科诊疗时机与途径。这有助于医患双方充分理解当前状况和日后可能出现的病况演变。

松动牙的咬合管理

当检查者以器械对牙齿进行水平向推拉时，对牙冠实施了侧向力，牙齿根方健康附着装置将产生与之对抗的约束力和力矩，避免牙齿发生侧向移位和旋转运动。当牙周膜以及完整牙龈纤维附着组织的量减少时，约束力和力矩不足以对抗冠方受力，而使患牙出现侧向力作用下位移即牙齿松动表现，因此牙齿松动程度在很大程度上取决于余留健康牙周膜的宽度、高度和性质。同理，咬合运动时牙齿所受的水平分力也可能导致牙齿的松动表现，即为患者感知或检查者视诊所见的震颤，咬合受

力解除后，牙齿回到静止位置。

在上述松动状况下，牙周膜和牙龈结缔组织的细胞以及细胞外基质成分失去了纤维组织的保护而额外受力，这不利于组织的修复改建。因此，对于松动明显的牙齿，在牙周维护治疗中，可考虑对其进行固定，使之与相邻无松动的牙齿相连，水平分力得以向无松动牙齿分散，减少松动牙受力后的动度，也就减少了其牙周组织细胞与细胞外基质的过大受力，以利于组织的愈合。松动明显的牙齿固定后，患者在咀嚼时的受力舒适度将得以提升，一定程度上改善了患者的生活质量。

松牙固定的方法可以追溯到公元前2000年的腓尼基文明时代。目前的固定方法有直接法和间接法两大类（见图51）。选择何种固定方式，要考虑临床操作的便利性、是否需要牙体预备辅助固位、固定效果、固定装置抗力、发生部分折裂或者脱粘接时修理难度、粘接部位继发龋风险、固定装置的成本、固定装置的美观度以及医师的技术偏好等多个方面。

笔者综合考量上述因素，结合使用各种方式进行松牙固定的实际情况，目前偏向使用以PMMA（polymethyl methacrylate，聚甲基丙烯酸甲酯）为主要成分的口内法邻面粘接固定。其优点包括操作便利、继发龋风险易于控制、折裂后易于去除和重新粘接、成本适当以及美观度较高；缺点在于强度低、固定材料折裂的发生不可预测。

需要注意的是，松牙固定后，患牙位置或多或少可能偏离其静止状态下的位置，不论患者是否有咬合异常的感觉，固定后都应仔细进行咬合检查和相应咬合调整，确保各个方向的咬合运动中，没有早接触和咬合干扰等额外力学负担。

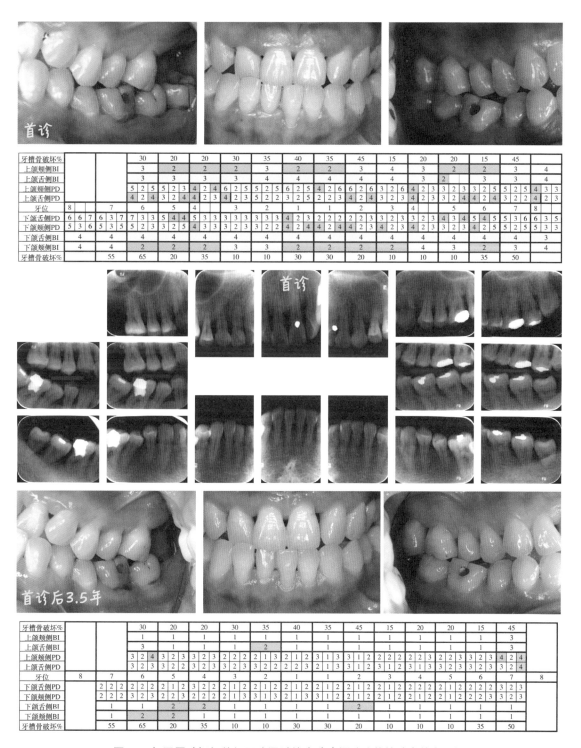

首诊

牙槽骨破坏%			30	20	20	30	35	40	35	45	15	20	20	15	45	
上颌颊侧BI			3	2	2	2	3	2	2	3	4	3	2	2	3	4
上颌舌侧BI			3		3		3		4		4		4	3	2	3	3
上颌颊侧PD			5 2 5	5 2 3	4 2 4	6 2 5	5 2 5	6 2 5	4 2 6	6 2 6	3 2 6	4 2 3	3 2 3	3 2 5	5 2 5	4 3 3
上颌舌侧PD			4 2 4	3 2 4	4 2 3	4 2 3	5 2 2	3 2 5	2 2 3	3 2 5	4 2 4	3 2 3	3 2 4	4 2 4	3 2 2	4 2 3
牙位	8	7	6	5	4	3	2	1	1	2	3	4	5	6	7	8
下颌颊侧PD	6 6 7	6 3 7	7 3 3	5 4 4	5 3 3	3 3 3	3 3 3	4 2 3	2 2 2	2 2 3	3 2 3	4 3 4	5 4 5	5 3 6	6 3 5	
下颌颊侧PD	5 3 6	5 3 5	5 2 3	3 2 5	4 3 3	3 2 3	2 2 2	4 2 4	4 2 4	4 2 3	4 2 3	3 2 3	3 2 3	4 2 5	5 2 5	5 3 3
下颌舌侧BI	4		4		4		4		4		4		4		4	3
下颌颊侧BI	4		4	2	2	2	3	3	2	2	2	2	4	3	2	3 4
牙槽骨破坏%		55	65	20	35	10	10	30	30	20	10	10	10	35	50	

首诊后3.5年

牙槽骨破坏%			30	20	20	30	35	40	35	45	15	20	20	15	45	
上颌颊侧BI			1	1	1	1	1	1	1	1	1	1	1	1	3	
上颌舌侧BI			3		1		1	2		1		1	1		1	3
上颌颊侧PD			3 2 4	3 2 3	3 2 3	2 2 3	2 2 3	2 1 3	2 1 2	2 1 2	1 1 3	3 1 2	2 2 2	2 2 3	2 2 3	4 2 4
上颌舌侧PD			3 2 3	3 2 2	2 2 3	3 2 3	3 2 3	3 2 2	2 2 3	2 2 3	3 1 3	3 1 2	3 1 2	3 1 3	3 2 3	2 2 4
牙位	8	7	6	5	4	3	2	1	1	2	3	4	5	6	7	8
下颌舌侧PD	2 2 2	2 2 2	2 2 3	2 2 2	2 1 2	2 1 2	2 1 2	2 1 2	2 1 2	2 1 2	2 2 2	2 2 2	2 2 3	2 3	
下颌颊侧PD	2 2 2	2 2 2	2 2 3	2 2 2	2 2 2	3 1 2	2 1 3	2 1 2	2 2 2	2 1 2	2 1 2	2 2 2	2 2 2	3 2 3	
下颌舌侧BI	1		1	2	2	1	1		1		2		1		1	1
下颌颊侧BI	1	2	2		1	1	1		1		1	1		1	1	
牙槽骨破坏%		55	65	20	35	10	10	30	30	20	10	10	10	35	50	

图50　与牙周破坏相关但无法通过椅旁选磨调𬌗改善的咬合状态示例

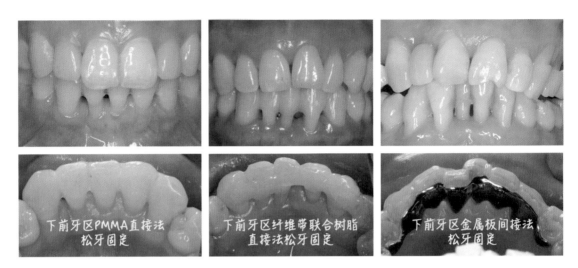

下前牙区PMMA直接法松牙固定

下前牙区纤维带联合树脂直接法松牙固定

下前牙区金属板间接法松牙固定

图51　几种松牙固定方式示例

11　正畸治疗中的牙周问题和牙周诊疗中的正畸治疗

口腔正畸学的学科发展，带动和激发了更多的成人基于功能和美观需求寻求正畸干预，也为伴有咬合因素的牙周炎患者提供了通过正畸治疗消除该病因因素的可能性，为咬合紊乱的牙周炎患者提供了更合理的治疗途径。

无论是主动寻求正畸治疗的正畸首诊患者，还是牙周医师感到需要正畸干预才可能进一步消除病因因素，实现理想的牙周和牙列状态的牙周首诊患者，都需要由首诊医师推动和帮助患者实现牙周医师长期陪伴下的正畸干预的诊疗方式。尤其是正畸首诊的成人患者，更需要正畸医师在面对患者时，主动寻求与牙周医师的合作，实施完整的牙周评估，推动患者在全牙列水平炎症得到控制并进入牙周维护阶段后，再行正畸干预。这看似推迟了正畸治疗的开始时间，不能满足患者的当前要求，也可能使正畸门诊首诊成交率下降，但这是从患者的根本利益和长期健康成本考虑，从牙科诊疗的基本原则出发的合适临床选择（见图52）。

以正畸为首诊诉求的成人患者的牙周炎症问题

虽然"正畸患者的牙周健康很重要"的理念已经被越来越多的正畸医师接受，但受各种因素限制，多数正畸医师在成人患者正畸前的准备阶段，并不能真正做到包含逐牙探诊检查的牙周临床评估和相应的正畸前准备；在成人正畸治疗进程中，也很少能实现有规律的完整牙周维护，以及正畸医师与牙周医师之间的持续双向沟通。

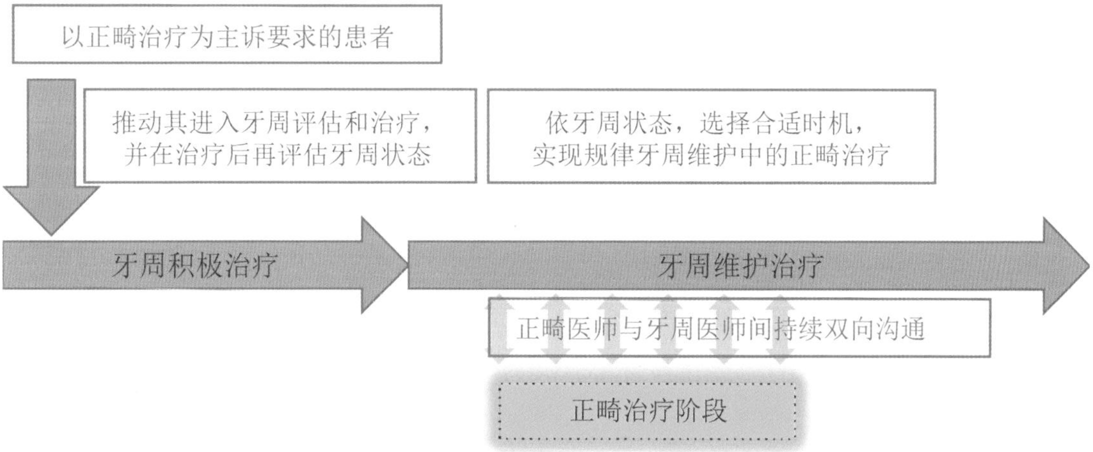

图52　推动正畸首诊患者进入真正的牙周照护

临床上常可见以下场景：正畸医师在首诊检查时发现患者有牙石沉积和炎症表现，由自己或者助手进行牙周洁刮治，并预约确定正畸方案，进行正畸治疗，而缺乏对洁刮治后的牙周状态进行具体评价；正畸医师发现求诊患者可能存在牙周问题，将其转诊至从事牙周诊疗的同事进行治疗，这些治疗多为实施"洁治刮治"，看到口腔清洁程度和牙龈视觉状态有所改善后即开始正畸疗程，缺乏对"洁治刮治"愈合后的牙周状态，尤其是残留牙周袋状况的评价；在正畸治疗期间，出现牙龈红肿等炎症表现或者发现有牙面沉积物时，仅进行"洁刮治"而未能思考其成因，且在"洁刮治"干预后缺乏再次牙周炎症状态的评估，即继续实施正畸治疗。

当未能把探诊深度和探诊出血状态作为主要指标进行牙周炎症控制时，医师往往仅通过视诊观察到牙龈颜色和形态的改善即认为牙周炎症已消退，继而实施正畸治疗，这常常导致一些牙齿错过了早期良好的控制炎症时机；在炎症控制不佳的状态下受到正畸加力，因处在"炎症"与"受力"协同破坏的危险之中，而滑向非期待状态，增加了日后牙周完善治疗的难度和患牙早失的风险。

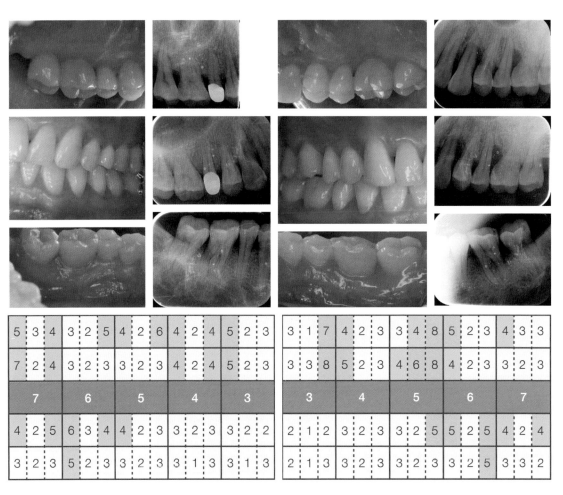

5	3	4	3	2	5	4	2	6	4	2	4	5	2	3		3	1	7	4	2	3	3	4	8	5	2	3	4	3	3
7	2	4	3	2	3	3	2	3	4	2	4	5	2	3		3	3	8	5	2	3	4	6	8	4	2	3	3	2	3
	7			6			5			4			3				3			4			5			6			7	
4	2	5	6	3	4	4	2	3	3	2	3	3	2	2		2	1	2	3	2	3	4	2	5	5	2	5	4	2	4
3	2	3	5	2	3	3	2	3	3	1	3	3	1	3		2	1	2	3	2	3	3	2	3	4	2	5	3	3	2

图53 缺乏对牙周炎症的确切评估与控制的正畸治疗（正畸结束后1年）

图53是一位为改善牙齿排列而行正畸治疗的患者（40岁男性），在正畸治疗前和正畸过程中仅实施洁治和部分牙的刮治，却从未获得确切的牙周探诊检查评估，正畸完成后感到时有牙龈肿胀及个别牙溢脓，临床检查和放射学检查示多牙探及6 mm以上的深牙周袋伴探诊出血，多牙位存在垂直型牙槽骨破坏和（或）硬骨板模糊，提示其牙周炎症尚未得到控制，牙周破坏尚未阻断。

图54的患者（35岁男性）的病况更为复杂。患者在过去3年中，经历了上前牙松动拔除、不完善的牙周治疗——洁治和刮治但从未被探测过牙周袋、正畸治疗改善深覆盖和拥挤以及上前牙种植治疗等，而其劳累后牙龈出血和部分牙龈肿胀的症状一直存在。当患者因16牙龈溢脓和咬合疼痛寻求笔者的诊疗时，临床检查提示全牙列多位点存在深牙周袋，多牙呈垂直型牙槽骨破坏，后牙根分叉病变，以及主诉牙16牙周牙髓联合病变等复杂病况。

随着成人正畸治疗的广泛开展，类似图53和图54正畸前未确认牙周炎症状况已得到控制、正畸中缺乏切实的牙周监控（仅以看上去有菌斑牙石、牙龈有炎症而行洁治者居多）的患者有增加的趋势。

笔者理解很多正畸医师想要尽快满足患者主诉，实现矫治目标的愿望；理解医师们对牙周治疗周期长，患者可能"一去不返"的担心；也理解现实环境中因机构牙周诊疗能力不足，难以获得靠谱牙周诊疗支持的无奈。然而，从患者长期健康和生活质量的医疗本质出发，这些不应成为放弃追求可靠牙周准备和维护的理由。

因此，在临床教学中，笔者努力推动正畸医师养成牙周探诊和阅读牙周检查记录的习惯；推动正畸医师理解探诊深度与牙周支持组织炎症状态的关系；推动正畸医师思考牙周炎症性破坏与正畸施力的关系，依据探诊检查结合X线片而非仅靠视诊或X线片判断患者当下牙周炎症状况，积极寻求与牙周同行的合作，真正阻断牙周破坏，而非只强调患者"牙周基础不佳""没好好刷牙"，甚至用"隐形矫治重启"掩盖牙周炎症未控制带来的脱套现象，或者用"正畸结束后再去看牙周"的不当医嘱躲避当前的牙周问题和自身责任；推动正畸医师树立和践行"不宜在牙周状况不清晰或者未控制炎症的情况下施力"的原则。正畸医师应鼓励自己深入思考自身诊疗中的疑惑，推动自身诊疗习惯的改变，不将就于一时快速处理患者，而是要付出更多的努力帮助患者寻求可靠的牙周治疗与维护，付出更多的耐心等待患者建立良好的牙周状态后再开展正畸治疗。表面上看来，这是医师对患者的付出与帮助；从另一角度思考，这一过程更是患者在帮助医师实现踏实诊疗中的真正成长。

图55和图56为2例正畸前进行了充分牙周准备，正畸中正畸医师与牙周医师进行了有效的双向沟通，正畸后持续进行牙周维护的病程资料。

无论正畸治疗前的牙周准备是否充分，在正畸过程中，当正畸医师发现个别牙炎症有加重表现时，应及时寻求牙周干预治疗以消除炎症并持续维护。也就是说，从患者长期健康出发，在任何阶段发现其未控制的牙周炎症时，正畸医师均应努力帮助患者获得良好的牙周诊疗和照护（见图57）。

本节分析的临床状况均为首诊于正畸医

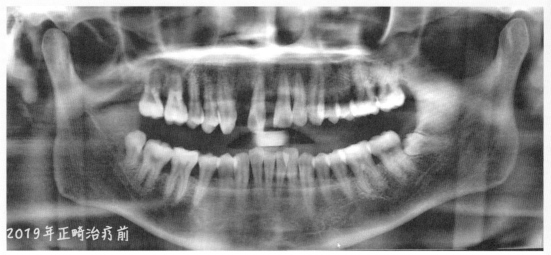

2019年正畸治疗前

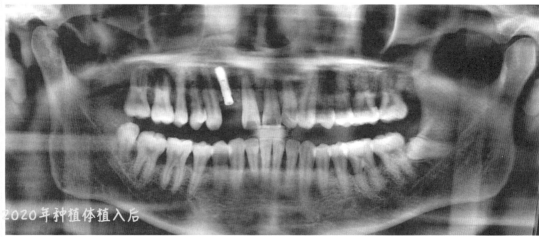

2020年种植体植入后

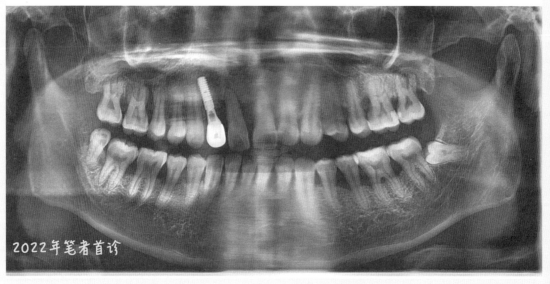

2022年笔者首诊

图54　不充分牙周准备

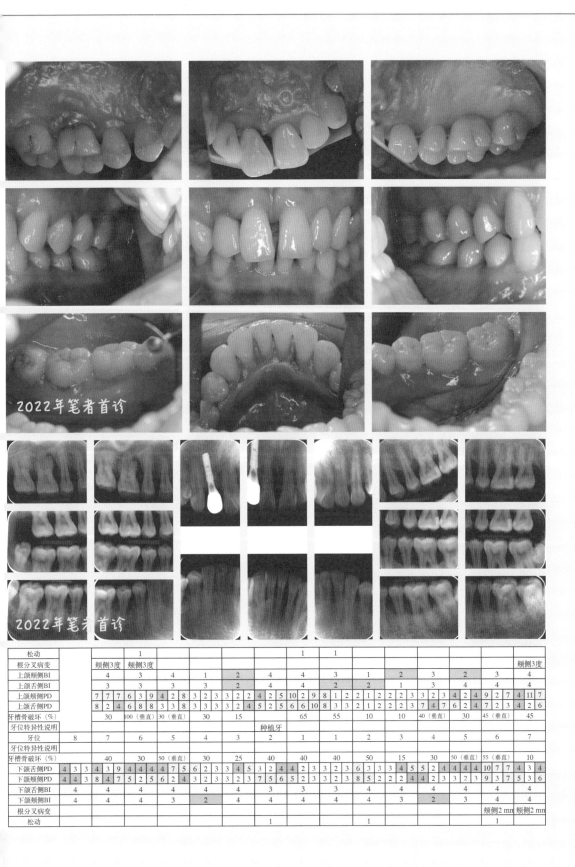

2022年笔者首诊

松动			1				1	1						
根分叉病变	颊侧3度	颊侧3度										颊侧3度		
上颌颊侧BI	4	3	4	1	2	4	4	3	1	2	3	2	3	4
上颌舌侧BI	3	3	3	3	2	4	2	2	1	3	4	4	4	
上颌颊侧PD	7 7 7	6 3 9	4 2 8	3 3 3	3 3 3	2 4 5	2 5 6	6 10 8	3 3 2	1 2 2	2 3 3	4 2 4	9 2 7	4 11 7
上颌舌侧PD	8 2 4	6 8 8	3 3 8	3 3 3	3 2 4	5 2 5	6 6 10	8 3 3	2 1 2	2 2 3	7 4 7	6 2 4	7 2 3	4 2 6
牙槽骨破坏（%）	30	100（垂直）	30（垂直）	30	15	65	55	10	10	40（垂直）	30	45（垂直）	45	
牙位特异性说明						种植牙								
牙位	8	7	6	5	4	3	2	1	1	2	3	4	5	6	7
牙位特异性说明														
牙槽骨破坏（%）	40	30	50（垂直）	30	25	40	40	40	50	15	30	50（垂直）	55（垂直）	10
下颌舌侧PD	4 3 4	4 3 9	4 4 4	4 7 5	6 2 3	4 4 5	3 2 4	4 2 3	3 2 3	6 3 3	4 5 5	2 4 4	4 4 10	7 7 4	3 4
下颌颊侧PD	4 4 3	8 4 7	5 2 5	6 2 6	3 2 3	7 5 6	5 5 2	2 4 2	3 3 2	8 5 2	2 4 2	3 3	9 3 7	5 3 6
下颌舌侧BI	4	4	4	4	4	3	4	4	3	4	4	4		
下颌颊侧BI	4	4	4	3	2	4	4	4	4	3	2	3	4	4
根分叉病变												颊侧2mm	颊侧2mm	
松动						1		1				1		

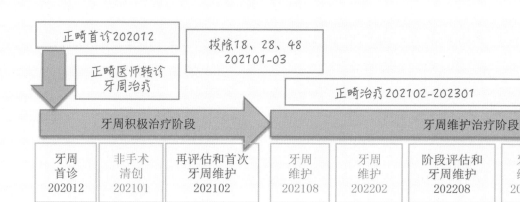

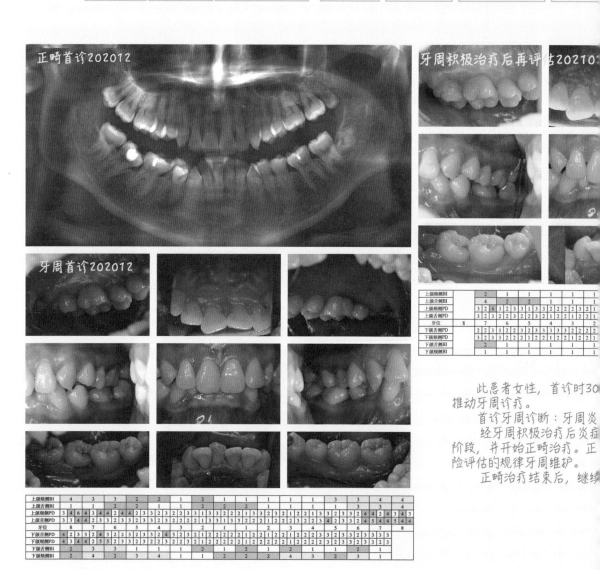

此患者女性，首诊时30……推动牙周诊疗。

首诊牙周诊断：牙周炎……

经牙周积极治疗后炎症……阶段，并开始正畸治疗。正……险评估的规律牙周维护。

正畸治疗结束后，继续……

图55 充分牙周准备和……

注：此病例由吴勇医师进行正畸……

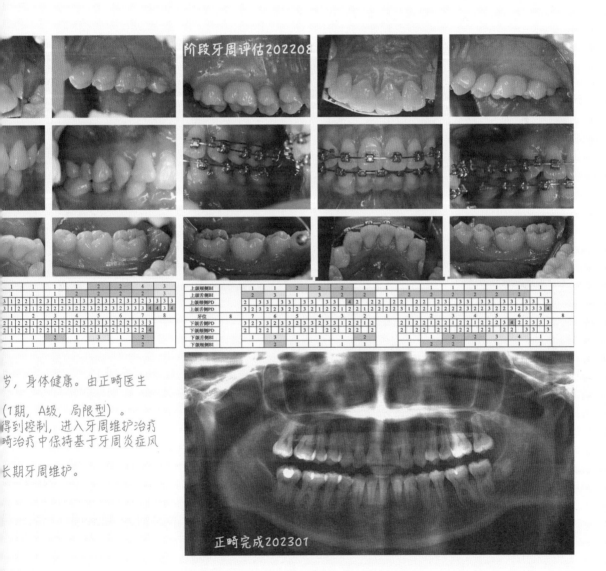

阶段牙周评估202208

正畸完成202301

上颌颊侧BI																			
上颌舌侧BI																			
上颌颊侧PD																			
上颌舌侧PD																			
牙位	8	7	6	5	4	3	2	1		1	2	3	4	5	6	7	8
下颌颊侧PD																			
下颌舌侧PD																			
下颌舌侧BI																			
下颌颊侧BI																			

岁，身体健康。由正畸医生

（1期，A级，局限型）。

得到控制，进入牙周维护治疗

畸治疗中保持基于牙周炎症风

长期牙周维护。

维护下的正畸治疗1

科诊疗并提供影像学资料。

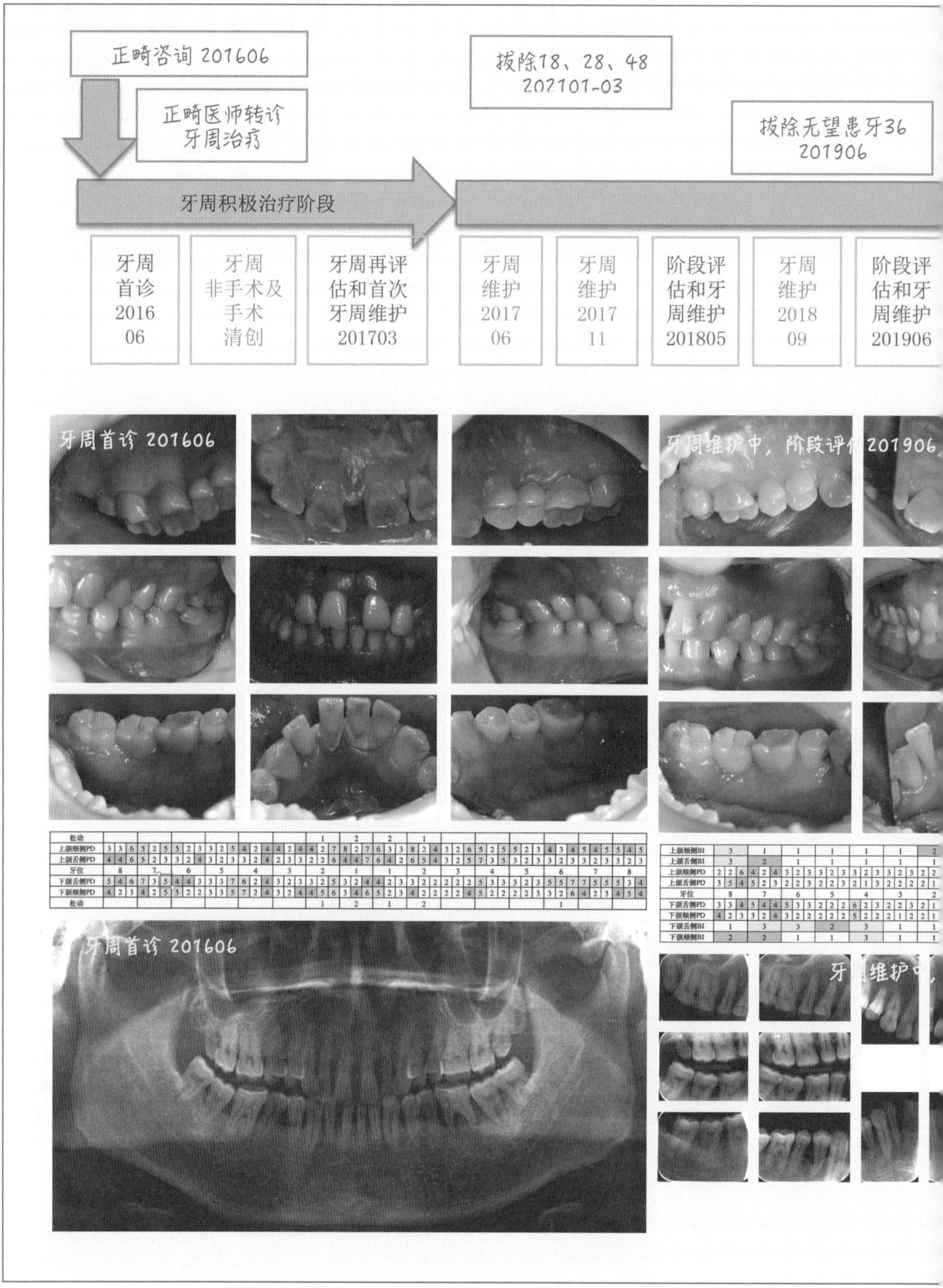
正畸咨询 201606
正畸医师转诊
牙周治疗
拔除18、28、48
202101-03
拔除无望患牙36
201906
牙周积极治疗阶段
牙周
首诊
2016
06
牙周
非手术及
手术
清创
牙周再评
估和首次
牙周维护
201703
牙周
维护
2017
06
牙周
维护
2017
11
阶段评
估和牙
周维护
201805
牙周
维护
2018
09
阶段评
估和牙
周维护
201906
牙周首诊 201606
牙周维护中，阶段评估201906
松动
上颌颊侧PD
上颌舌侧PD
牙位
下颌舌侧PD
下颌颊侧PD
上颌颊侧BI
上颌舌侧BI
下颌舌侧BI
下颌颊侧BI
牙周首诊 201606

图56 充分牙周准

注：此患者为男性，1984年出生。该病例由吴

种植修复36
202111-202206

拔除无功能牙
18、48

正畸治疗201908-202108

牙周维护治疗阶段

| 牙周维护 2019 10 | 牙周维护 2020 04 | 阶段评估和牙周维护 202008 | 牙周维护 2020 12 | 牙周维护 2021 05 | 阶段评估和牙周维护 202110 | 牙周维护 2022 07 | 阶段评估和牙周维护 202306 | 牙周维护 2024 04 |

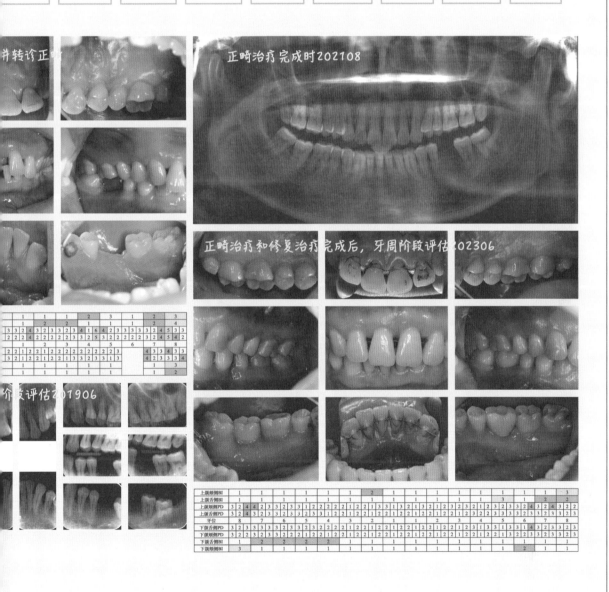

并转诊正畸

正畸治疗完成时202108

正畸治疗和修复治疗完成后，牙周阶段评估202306

阶段评估201906

维护下的正畸治疗2

师进行正畸专科诊疗并提供部分影像学资料。

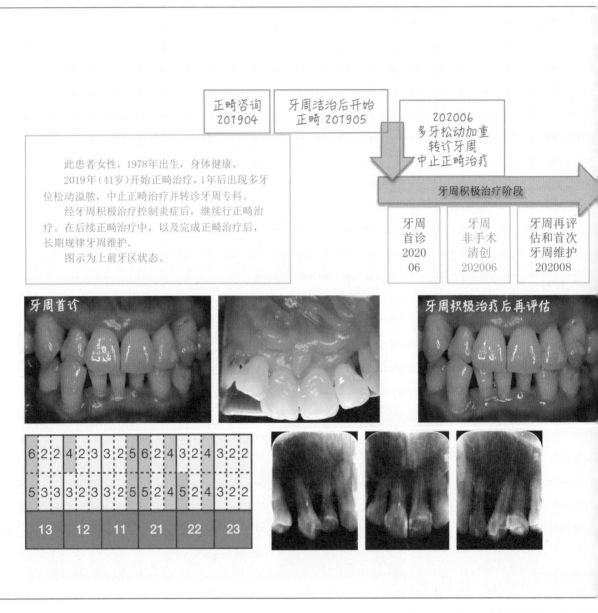

正畸咨询 201904

牙周洁治后开始正畸 201905

202006 多牙松动加重转诊牙周中止正畸治疗

牙周积极治疗阶段

此患者女性，1978年出生，身体健康。

2019年（41岁）开始正畸治疗，1年后出现多牙位松动溢脓，中止正畸治疗并转诊牙周专科。

经牙周积极治疗控制炎症后，继续行正畸治疗。在后续正畸治疗中，以及完成正畸治疗后，长期规律牙周维护。

图示为上前牙区状态。

牙周首诊 2020 06

牙周非手术清创 202006

牙周再评估和首次牙周维护 202008

牙周首诊

牙周积极治疗后再评估

6	2	2	4	2	3	3	2	5	6	2	4	3	2	4	3	2	2
5	3	3	3	2	3	3	2	5	5	2	4	5	2	4	3	2	2

13	12	11	21	22	23

图57 正畸治疗中因牙周炎症表现得

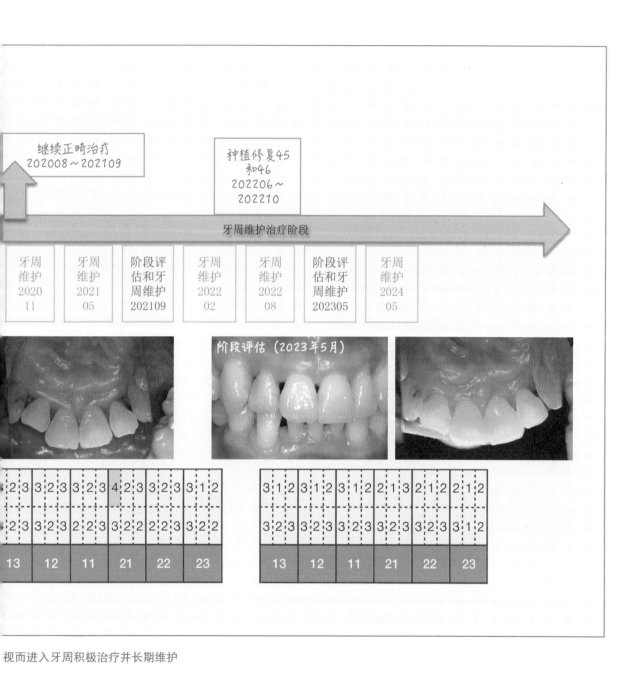

继续正畸治疗
202008～202109

种植修复45和46
202206～202210

牙周维护治疗阶段

| 牙周维护 2020 11 | 牙周维护 2021 05 | 阶段评估和牙周维护 202109 | 牙周维护 2022 02 | 牙周维护 2022 08 | 阶段评估和牙周维护 202305 | 牙周维护 2024 05 |

阶段评估（2023年5月）

2 3	3 2	3 2	3 2	4 2	3 2	3 2	3 1	2
2 3	3 2	3 2	3 2	3 2	2 2	2 2	3 2	2
13	**12**	**11**	**21**	**22**	**23**

3 1	2 3	1 2	3 1	2 2	1 1	2 1	2 1	2
3 2	3 2	3 2	3 2	2 3	3 2	3 2	3 1	2
13	**12**	**11**	**21**	**22**	**23**

视而进入牙周积极治疗并长期维护

师且存在未经控制的牙周炎症患者。尽管患者牙周炎症状况有程度上差别(图55患者牙周诊断为牙周炎1期A级局限型,图56和57患者为牙周炎3期C级广泛型),但都需要正畸医师及时识别并驱动患者暂时放下"矫正梦想",进行一段时间的牙周治疗,使炎症得以控制,并在牙周医师的专业陪伴下,再进入正畸治疗(程序见图52)。

牙周诊疗中的正畸治疗

牙周诊疗的主要目标在于阻断牙周破坏,并帮助患者实现牙列的长期稳定。一些原发或者继发的牙列咬合状态导致常规椅旁非手术清创联合选磨调𬌗等咬合干预难以实现上述治疗目标,需要通过正畸治疗减轻或者消除咬合紊乱状态,以利于牙周组织长期稳定。这类患者的咬合状态常为牙周破坏的关键病因因素,放弃正畸干预则多牙周破坏持续进展的风险较大,且未来牙列修复更为复杂;接受正畸干预,可能个别重症牙在正畸加力后牙槽骨破坏加速,甚至有早失风险,但整体牙列的咬合紊乱将在正畸干预后获得改善,未来牙列咬合状态更有利于牙周组织的整体稳定,也有利于失牙后高质量的牙列修复治疗方案的拟定和实施,从而有利于改善患者的长期生活质量。

承担牙周治疗的医师应动态分析患者的状况,寻求愿意耐心为牙周患者进行正畸诊疗的医师的帮助。牙周医师与正畸医师共同帮助患者理解其正畸干预的必要性以及放弃正畸干预的可能预后,同时也帮助患者理解一些患牙在正畸力的作用下,其牙槽骨改建存在高度不确定性,甚至有较早失牙的可能性。医患共同努力避免不良预后的同时,也要做好面对不良预后的可接受预案。在漫长的正畸治疗中,牙周医师和正畸医师保持良好的沟通,及时向患者说明临床所见和对具体重症牙的正畸受力及牙周状态的思考。

在临床实践中,这类由牙周医师驱动的正畸治疗病例,对牙周医师和正畸医师的临床判断能力及医师间的协作要求更高。当患者不能理解或者虽理解但由于各种原因不能接受正畸干预时,也应给予充分的尊重,并帮助患者面对各种状态,尽力获得合理的、"妥协"后的牙列功能。

从时机上考虑,牙周破坏导致咬合紊乱,且咬合因素明显参与了牙槽骨进行性破坏或者参与了患牙松动表现,临床判断正畸装置适度加力下牙齿移动有利于上述牙齿的炎症控制时,也可在牙列水平炎症控制的状态下,谨慎加力移动牙齿。也就是说,若对这类患者仅行牙周积极治疗,一些重症牙部位的牙周状态难以改建至通常认为的"安全正畸的牙周状态"[即全牙列PD≤5 mm,且PD=5 mm的位点BOP(-)[1]],而需在密切监控牙周状态的同时,尝试正畸治疗。理想的牙齿移动可以帮助这类患牙获得有利于消除牙周袋的骨改建,从而获得期待的炎症控制(见图58)。

此类治疗应在牙周医师和正畸医师的密

① HERRERA D, SANZ M, KEBSCHULL M, et al. Treatment of stage IV periodontitis: the EFP S3 level clinical practice guideline [J]. Journal of Clinical Periodontology, 2022, 49(Suppl 24): 4-71.

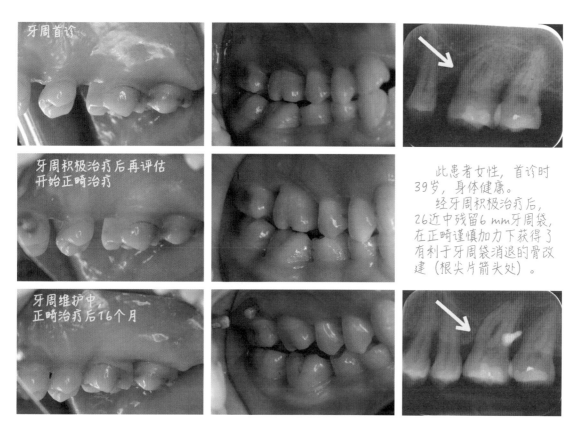

图中文字：
牙周首诊

牙周积极治疗后再评估
开始正畸治疗

牙周维护中
正畸治疗后16个月

此患者女性，首诊时39岁，身体健康。
经牙周积极治疗后，26近中残留6 mm牙周袋，在正畸谨慎加力下获得了有利于牙周袋消退的骨改建（根尖片箭头处）。

图58　通过正畸治疗获得有利于消除牙周袋的骨改建

注：此病例的正畸专科医师为曹海峰医师。

切合作下进行，并推动患者充分理解其风险状态，高度配合医师们的指导，做好自身口腔清洁和患牙的施力管理。同时，牙周医师应适当缩短牙周维护间隔，密切关注炎症状态，尽可能促进炎症消退和组织改建。在正畸期间的牙周维护中，当发现局部牙周探诊深度增加时，应进一步思考、判断创伤因素和炎症反应二者何为主要因素。若创伤因素为主要因素，应考虑通过调整矫治力，适当调𬌗等方法尽快解除局部创伤；而若炎症反应为主要因素，则应考虑暂停施力，消除局部牙周炎症后再行正畸加力。

图59为基于患者（女性，首诊时27岁）正畸干预对全牙列牙周炎症控制和长期稳定的

利弊权衡，而由牙周医师推动患者进行正畸治疗的疑难病例。该患者下颌后牙严重内倾伴个别牙锁𬌗，下颌磨牙舌侧牙周治疗入路以及患者自身口腔清洁受限制，且下颌后牙持续受到过载的舌向侧方力，其舌倾也存在进行性加重趋势。在综合考虑患者的咬合状态与牙周破坏关系的基础上，为其实施谨慎的正畸治疗。在漫长的牙齿移动过程中，其下颌磨牙及前磨牙多次因咬合改建中阶段性创伤𬌗力出现局部骨反应，表现为无痛性肿胀、骨膜上脓肿和根周牙槽骨破坏等。在发生这些情况时，患者本人、正畸医师和牙周医师间的充分信任、及时应对和全力合作，是实现最小代价下患者最大临床获益的基础。

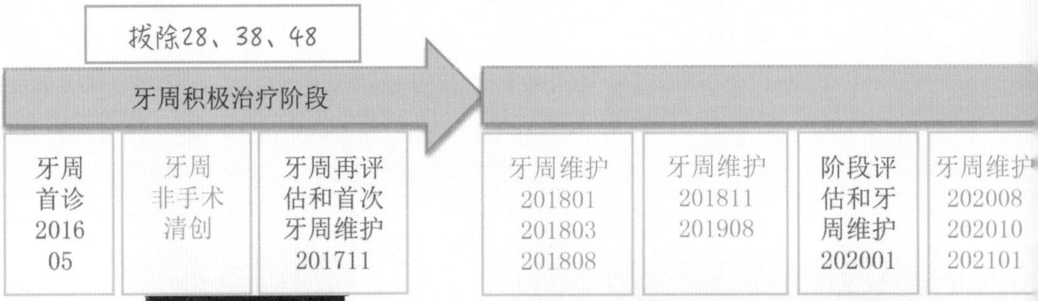

拔除28、38、48
牙周积极治疗阶段
牙周
首诊
2016
05
牙周
非手术
清创
牙周再评
估和首次
牙周维护
201711
牙周维护
201801
201803
201808
牙周维护
201811
201908
阶段评
估和牙
周维护
202001
牙周维护
202008
202010
202101

首诊2016

松动						1	1	1			1	
上颌颊侧PD	3 2 7	7 2 7	6 2 5	5 2 5	7 3 5	5 2 7	6 2 5	6 2 6	4 2 6	5 4 7	7 5 7	7 6 6
上颌舌侧PD	4 3 4	5 3 7	6 2 3	6 3 5	6 6 5	4 3 6	5 3 6	7 3 6	6 4 6	4 4 5	8 3 4	5 4 5
牙位	7	6	5	3	2	1	1	2	3	5	6	7
下颌舌侧PD	5 4 6	6 6 6	5 4 5	5 3 3	4 3 4	3 3 5	5 3 5	5 4 5	6 3 3	4 6 7	8 5 6	5 6 6
下颌颊侧PD	6 2 6	5 2 6	6 2 7	6 2 5	6 2 7	7 2 8	7 2 7	6 3 6	6 3 4	3 2 3	7 3 7	5 2 7
松动					1						2	

周再评估2017

松动						1	1	1			1	
上颌颊侧BI	2	1	1	1	1	1	1	2	2	2	2	3
上颌舌侧BI	1	1	1	2	1	2	1	2	1	1	2	3
上颌颊侧PD	3 3 3	4 2 4	4 2 4	3 2 3	3 2 3	2 2 3	3 2 3	3 2 4	3 2 3	4 2 3	4 2 4	5 3 4
上颌舌侧PD	3 3 4	3 2 3	2 2 3	3 2 3	2 3 3	2 2 3	2 2 2	3 2 3	2 2 4	4 2 3	5 4 3	3 3 5
牙位	7	6	5	3	2	1	1	2	3	5	6	7
下颌舌侧PD	3 3 3	3 3 5	3 2 3	3 2 3	2 2 3	3 2 3	3 2 3	3 2 3	3 2 3	3 2 3	5 4 4	3 3 3
下颌颊侧PD	7 5 5	3 3 4	3 2 3	3 2 2	3 2 2	2 2 3	2 2 3	3 2 3	3 2 2	3 2 2	8 2 4	3 4 4
下颌舌侧BI	2	2	1	1	1	2	2	1	1	3	2	2
下颌颊侧BI	3	2	1	1	2	1	2	1	2	1	1	3
松动						1	1				2	

周阶段评估2020

松动								1			1	
上颌颊侧BI	1	1	2	1	1	1	1	1	1	1	1	2
上颌舌侧BI	1	2	3	1	1	1	1	1	1	1	2	1
上颌颊侧PD	2 2 4	3 2 4	3 2 3	2 1 2	4 1 3	2 1 2	2 1 2	2 1 2	2 1 3	2 2 3	3 2 3	3 2
上颌舌侧PD	2 2 2	2 5 3	3 2 3	3 2 3	3 2 3	2 2 2	2 2 3	3 2 3	2 2 2	3 2 2	5 2 3	3 2
牙位	7	6	5	3	2	1	1	2	3	5	6	7
下颌舌侧PD	3 2 4	3 5 5	3 2 2	2 1 2	2 1 2	2 1 2	2 1 2	2 1 2	2 1 2	2 2 3	3 2 3	3 2
下颌颊侧PD	3 4 2	2 2 4	2 2 2	2 1 3	3 1 3	2 1 3	3 1 2	3 2 2	2 2 3	3 2 3	4 3 3	3 6
下颌舌侧BI	2	4	1	1	1	2	2	2	2	1	2	1
下颌颊侧BI	1	1	1	1	1	1	1	1	1	1	1	1
松动	1	1	1	1				1	1	2	2	2

周阶段评估2021

松动					1							
上颌颊侧PD	2 2 3	4 2 3	3 1 3	3 1 3	2 1 3	2 1 3	2 1 2	2 1 2	3 1 3	3 1 4	3 2 3	3 2 3
上颌舌侧PD	3 2 3	3 3 3	3 2 3	3 1 3	3 1 3	3 1 3	2 1 2	2 1 3	2 2 2	3 1 3	3 2 2	3 2 3
牙位	7	6	5	3	2	1	1	2	3	5	6	7
下颌舌侧PD	4 3 3	3 4 4	3 2 2	3 2 2	2 1 2	2 1 2	2 1 2	2 1 2	2 1 3	3 2 3	4 4 3	5 2 3
下颌颊侧PD	4 3 3	3 2 4	3 1 3	3 1 2	2 1 2	2 1 2	2 1 3	3 1 3	2 1 3	3 1 3	5 2 6	3 3 3
松动											2	2

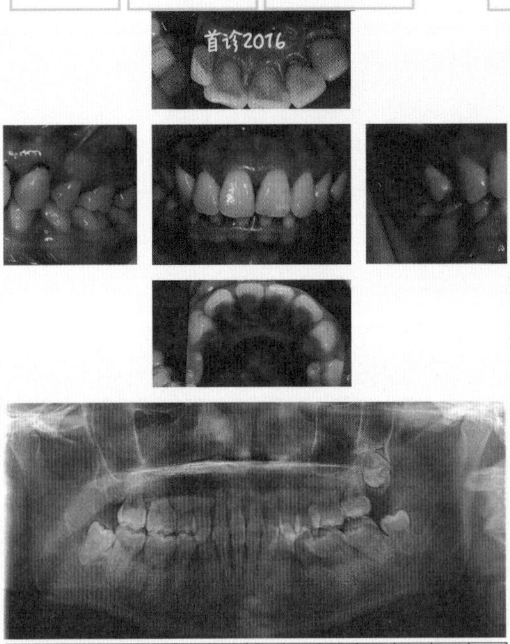

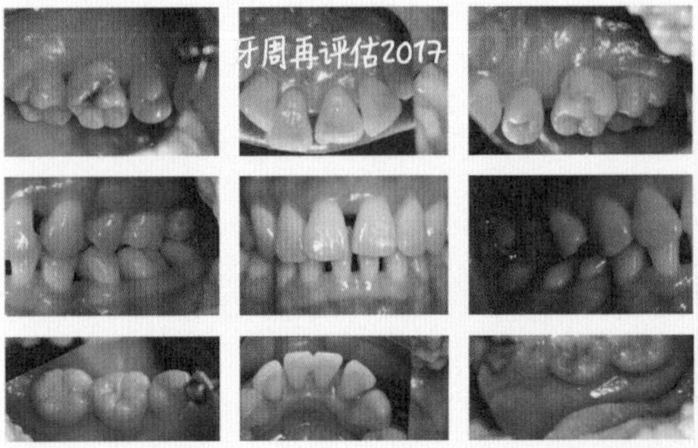

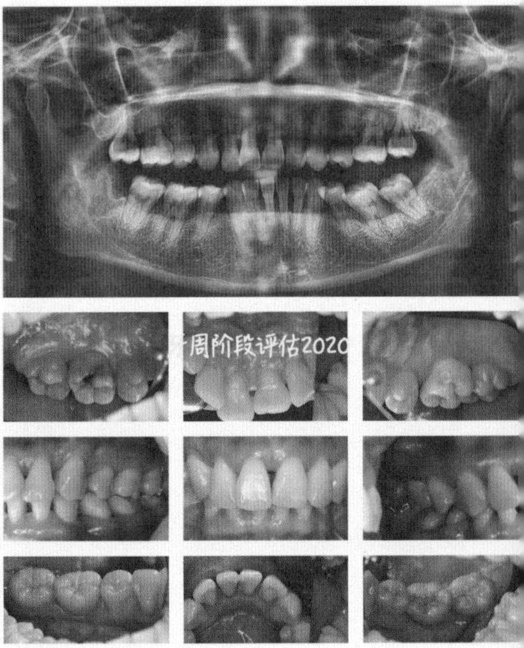

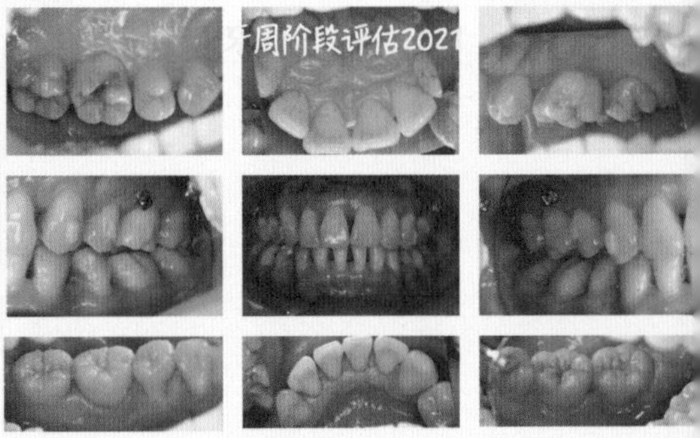

图59　牙周医师基于去除牙周

注：此病例的正畸

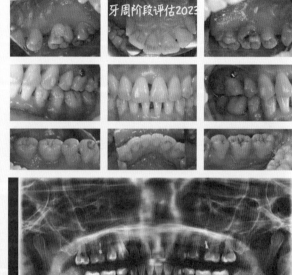

正畸治疗202008～

牙周维护治疗阶段

阶段评估和牙周维护 202108	牙周维护 202010 202012	牙周维护 202206 202208	阶段评估和牙周维护 202210	牙周维护 202301 202304	阶段评估和牙周维护 202310	牙周维护 202401

下颌磨牙区急性炎症处理

重症牙37 植骨手术治疗 202307

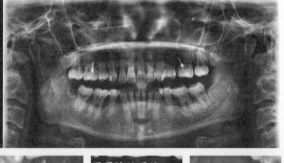

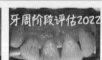
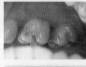

牙周阶段评估2022

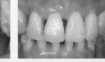
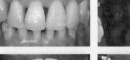

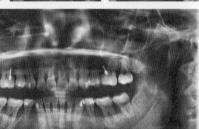

牙周阶段评估2023

因素考虑推动患者行正畸治疗

医师为吴勇医师。

软硬组织增量与"安全"的正畸治疗

自1923年赫希菲尔德（Hirschfeld）注意到并报告薄的牙槽骨边缘形态表面可能覆盖薄的牙龈之后，经过数十年的探索和积累，1989年由塞伯特（Seibert）和林德（Lindhe）提出了牙周生物型（periodontal biology）的概念，用于理解牙齿和牙周解剖生理与疾病表征之间的关联。如第9章所述，当前牙周生物型概念的内涵包括牙龈厚度、角化龈宽度、牙槽骨形态、牙龈形态和牙体尺寸5个方面[1]。

自20世纪90年代以来，随着对牙周生物型的深入探究，正畸受力后的薄牙周生物型者的牙周软硬组织丧失的风险得以被认识；放射技术的发展，使医师能够在患者正畸治疗前观测到其唇舌侧牙槽骨的形态与厚度。与此同时，30余年来，牙周软硬组织增量所涉及的材料与技术持续更新与进步。这些发展使得以往由"角化牙龈窄薄""唇舌侧骨量少""缺牙间隙松质骨不足"等因素带来的正畸移动中牙周支持组织进一步丧失、向牙槽骨窄薄区移动困难等临床问题获得了可行的解决途径，即行牙周软硬组织增量手术。通过手术可改善软组织厚度和宽度，提高软组织对退缩趋势的抵抗力，或者通过手术改善牙槽骨缺陷，增加牙齿可移动的范围，从而提高正畸移动的牙周安全性和长期稳定性。

是否实施软硬组织增量手术以改善牙周生物型，帮助上述临床状态下的牙齿获得更安全的正畸移动，与其正畸移动的目标和策略密切相关。在临床决策时，应首先由正畸医师基于患者状态进行评估，再由牙周医师基于对患者临床状况的分析和自身技术积累与偏好进行具体的手术设计。正畸医师和牙周医师从组织增量的必要性、技术上的可行性和手术效果的可预测程度等方面与患者充分沟通，获得患者的理解和接受。

软组织增量手术可在正畸治疗前和正畸治疗后实施。在正畸前实施软组织增量手术改善牙周生物型，可以降低牙齿移动中牙龈退缩的风险（见图42）；而正畸后实施软组织增量手术，则可视为牙齿移动完成后对丧失牙周软组织的弥补，应在正畸治疗前有所预判并与患者充分沟通。通过手术获得骨增量，则多在正畸治疗前或者正畸治疗过程中实施，利用局部加速现象（regional acceleratory phenomenon, RAP）促进成骨，以拓展正畸移动的骨边界，实现期待的治疗目标（见图43）。

当前帮助临床医师决策的循证证据并不充分[2]，定量分析指标的阈值也尚在积累中。医师们多基于的自身经验和对牙周组织生物学行为的理解进行决策。笔者尝试结合自身的临床积累，将软硬组织增量手术改善牙周生物型辅助正畸治疗的判断要素汇总于图60供读者参考。

[1] ZWEERS J, THOMAS R Z, SLOT D E, et al. Characteristics of periodontal biotype, its dimensions, associations and prevalence: a systematic review [J]. Journal of Clinical Periodontology, 2014, 41(10): 958−971.

[2] WANG C W, YU S H, MANDELARIS G A, et al. Is periodontal phenotype modification therapy beneficial for patients receiving orthodontic treatment? An American Academy of Periodontology best evidence review [J]. Journal of Periodontology, 2020, 91(3): 299−310.

不利于正畸移动的牙周软硬组织状态	不利于牙周组织稳定的正畸移动
系带/牙槽黏膜附丽近龈缘	扩弓
角化龈狭窄	唇舌方向上牙根向骨缺陷区移动
牙龈菲薄	沿牙弓方向向骨缺陷区移动
牙槽嵴顶远离釉牙骨质界（骨开裂）	非拔牙解除上下前牙牙列拥挤的移动
根中部牙槽骨菲薄甚至缺如（骨开窗）	

图60　考量正畸治疗相关的软硬组织增量手术必要性的因素

12 基于牙周长期健康的牙列修复治疗

牙列修复治疗，尤其包含种植修复的固定修复治疗，应在牙周炎症控制良好、软硬组织条件适宜的情况下进行。牙周炎症尚未得到控制时的活动修复，可视为临时性的过渡治疗，宜在炎症控制后重新评估修复体的合适度。

首诊时口腔内有失牙的患者，其余留天然牙牙周破坏程度和炎症程度不同。当患者首诊寻求牙列修复时，其口腔内可能仍存留炎症破坏严重的牙齿，这些牙齿有些已保留无望，宜尽早拔除；有些则需要经过一段时间的牙周积极治疗和维护治疗，在长期随访中根据病况考虑去留，即为预后存疑患牙。牙列水平上进入牙周维护治疗阶段后，一些残留牙周袋常需多次、多种方式的干预，预后存疑患牙也常需要再次考量是否保留以及拔牙和修复的时机。这一过程与患者就医前对实现牙列修复的想象有所不同，因此宜从早期开始就与患者共同梳理病情，并尽量用过渡性的活动修复帮助患者恢复部分美观、咬合和咀嚼功能。

对于以"修复失牙"为就诊缘由的患者，首诊修复医师不宜将有限的椅旁沟通时间全部用于讨论拔牙与植牙的规划以及各种预算与折扣，可将椅旁交流时间用于推动患者理解现有天然牙病况并珍惜天然牙，理解在牙列整体健康后再进行长期修复的基本原则，以及由此付出耐心、时间和经济成本后所获得的健康价值。也就是说，首诊修复医师可首先推动患

者接受全牙列水平的牙周积极诊疗，并在维护治疗中的合适时机就缺失牙进行长期修复的设计和实施（见图61）。

以牙列修复为首诊诉求的患者的牙周准备

在真实世界的诊疗中，很多患者首诊时对尽早完成牙列修复尤其是种植修复，抱有过度期待，加之过早的专科化教育和过大的"业绩压力"导致医师们常轻视修复前的牙周准备和包括椅旁调磨、咬合板、正畸治疗等在内的各类咬合干预，轻视过渡性修复，轻视对患者追求长期牙列健康的引导。口腔修复医师可能基于视诊推动"中重度"牙周炎患者转诊牙周科诊疗，而对于大部分患者，一些修复医师常在首诊时和患者围绕"拔牙和种植"的"方案和费用"进行讨论，确定"成交"后，再由自己或者同事为患者"洗洗牙"，获得"看上去还好"的临床状况，即进入之后的牙列修复流程。更有一些机构由缺乏口腔临床诊疗的背景和资质，仅经受过沟通训练的"咨询师"或者"助理"进行"拔牙和种植"的方案和费用谈判，在给患者带来心理上的满足感后，以收取"定金"的方式"锁定"患者，再由医师完成修复治疗。

上述状况导致高比例患者在牙列修复前，天然牙的牙体、牙周和牙列咬合准备严重欠

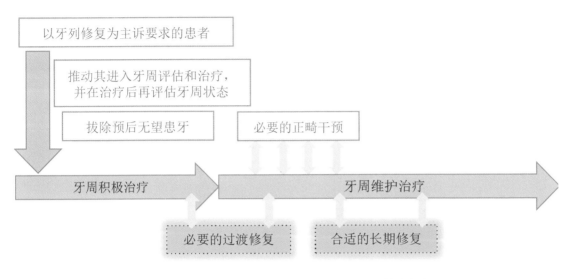

图61 推动首诊寻求牙列修复的患者进入牙周评估治疗流程

缺,给长期的牙周和种周健康埋下隐患,也导致未来的治疗更为复杂,患者需要付出更为高昂的健康代价和经济成本(见图62)。表面上看,机构或者医师即刻获得"大笔成交",患者很快实现牙列修复。但这样的"成交",在背离"医疗为人的健康服务"基本原则的同时,也使操作者无法获得自身的真正成长。

牙水平的牙周准备不足体现在牙贴面、牙冠、固定桥修复前,基牙牙周袋或者龈袋尚未消退,牙龈炎症尚存(见图63)。牙列水平的牙周准备不足主要包括在牙周袋或者龈袋尚未消退的情况下即行缺牙区的种植或者固定修复,以及紊乱的牙齿排列、咬合关系尚未得到评估和纠正情况下的牙列修复,如图62示例患者。个体水平的牙周准备不足表现为患者对口腔清洁的认识和执行程度不足,对吸烟等行为习惯的认识和纠正不足,对自身不利因素的认识不足,以及对未来修复体也需以相应成本长期维护的需要认识不足。尽管个体水平的牙周准备不足是以患者为主体的问题,但其本质往往是医师的认识不充分和原则模糊所致的

专业引导不充分,如图64的示例患者。

始于牙周基线评估时的牙列修复考虑

尽管牙周炎症尚未控制的基线状况不宜实施牙列修复治疗,但修复治疗的时机规划和可能方案的思考,应始于最初的基线评估。综合患者病况的修复思考,不但形成于医师的脑海中,落笔在病程记录上,更要适时向患者恰当说明。因患者牙周、牙列状况不同,首诊时对其天然牙预后以及牙列修复规划的判断可能比较清晰具体,也可能比较模糊含混。把这些确定性和不确定性及其背后的思考传递给患者,有助于患者理解自身病情和接受不同阶段牙齿与牙列状况的演变,也渐渐理解医师"努力守护天然牙,延后使用种植牙或者其他人工牙的时间,以避免种植牙或其他人工牙相关的健康风险和成本支出"的专业帮助,并接受牙周完善照护下的修复诊疗,实现相应生活质量的提升,达到医患双赢的结果。

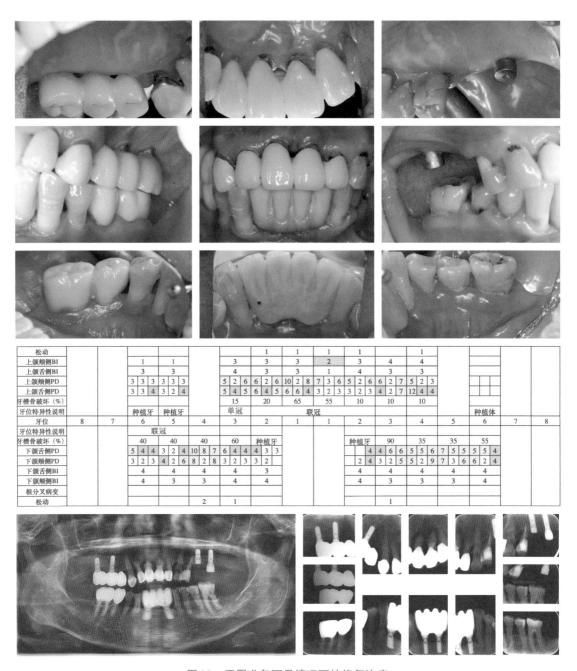

图62　牙周准备不足情况下的修复治疗

注：此患者为女性，70岁，高血压病史3年，口服盐酸贝尼地平片8 mg/d，血压控制良好。在过去10年中，患者相继接受松动牙拔除及各类修复治疗，每次修复前均以"洗牙"为准备，从未有医师为其实施牙周探诊检查及评估。

牙周破坏的局部和全身促进因素较少且可能获得彻底干预时，较易在牙周诊疗早期，甚至基线评估时就获得清晰的天然牙预后及牙列修复规划，随着牙周炎症的控制，可按照规划实施后续牙列修复治疗（见图6和图65的示例患者）。

牙周破坏严重，且存在原发或者继发性咬合紊乱、吸烟等病因因素，因主客观因素限制，

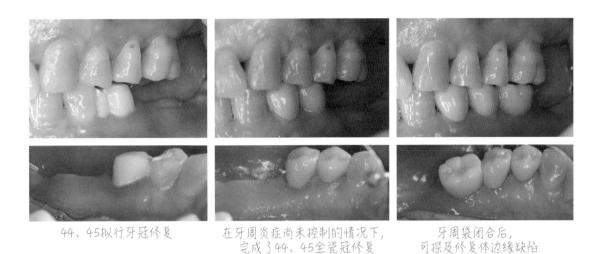

44、45拟行牙冠修复　　在牙周炎症尚未控制的情况下，完成了44、45全瓷冠修复　　牙周袋闭合后，可探及修复体边缘缺陷

图63　牙冠修复前牙齿水平上牙周准备不足

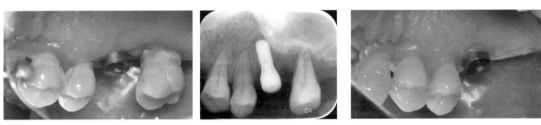

此患者为男性，45岁。在种植修复前，患者虽接受了牙周治疗，但并未习得牙周健康所需的口腔清洁能力，严重牙周破坏保留无望的邻牙也尚未拔除。　　暂停上部结构修复，完善牙水平、牙列水平和个体水平的牙周准备。

图64　种植修复前个体水平上牙周准备不足

患者配合程度有波动，以及患者尚难以面对多颗天然牙可能无法保留需拔除的状态时，则难以在基线评估时就获得清晰的天然牙预后及牙列修复规划（见图66）。面对这类临床状况，医师更需在努力控制患者牙周炎症的同时，帮助患者制订合理的牙列修复方案，促成必要的多学科合作。随着牙周积极治疗的开展和患者行为状态的变化，医师在观察预后存疑的患牙对牙周治疗的反应中，对牙齿和牙列的预后判断将更为清晰。此时，患者对自身的状况和病程的理解也更深刻，更可能实现权衡各方案利弊

后的牙列修复和长久牙周维护。

无论是从牙周破坏角度还是修复治疗利弊权衡角度，当做出拔除无法保留的重症患牙决策时，医师应同时给出具体的修复方案和时机安排。当存在失牙可能加重咬合紊乱以及失牙严重影响患者咀嚼功能和美观等情况时，拔牙前应帮助患者规划过渡修复，并在拔牙后尽早实施过渡修复。

前牙美学修复请慎重

近年来，随着修复材料和粘接材料的迭代

牙周积极治疗阶段

| 牙周首诊 2016 | 牙周非手术及手术清创 | 牙周再评估和首次牙周维护 2017 | 牙周维护 217 | 牙周维护 2017 | 牙周维护 2017 | 阶段评估和牙周维护 2018 | 牙周维护 2018 |

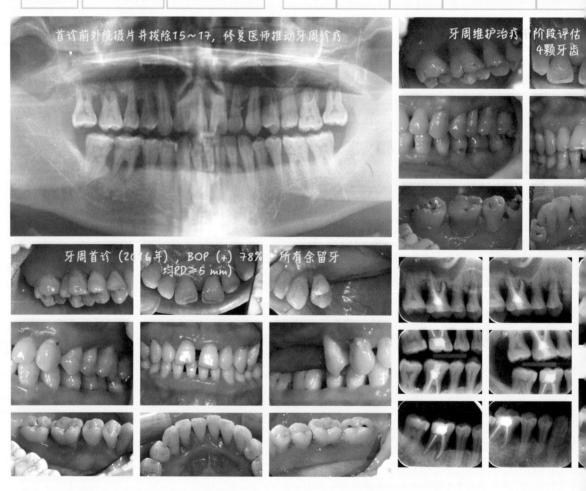

图65 牙列修复计划始于牙周

牙周 维护 2019	阶段评估和 牙周维护 2019	牙周 维护 2020	阶段评估和 牙周维护 2021	牙周 维护 2021	阶段评估和 牙周维护 2022	牙周 维护 2023	阶段评估和 牙周维护 2024

(2018年), BOP (+) 19%；
PD=4 mm

牙周阶段评估 (2022年), BOP (+) 16%；
4颗牙齿PD=4 mm

牙周阶段评估 (2019年)

2022年

此患者首诊时40岁, 女性, 牙周首诊时进行了牙列修复规划, 经过2年的治疗, 牙周炎症控制稳定后实施修复治疗。

修复后继续规律维护, 获得牙周及种植体周稳定。

基线评估、实施于牙周维护阶段

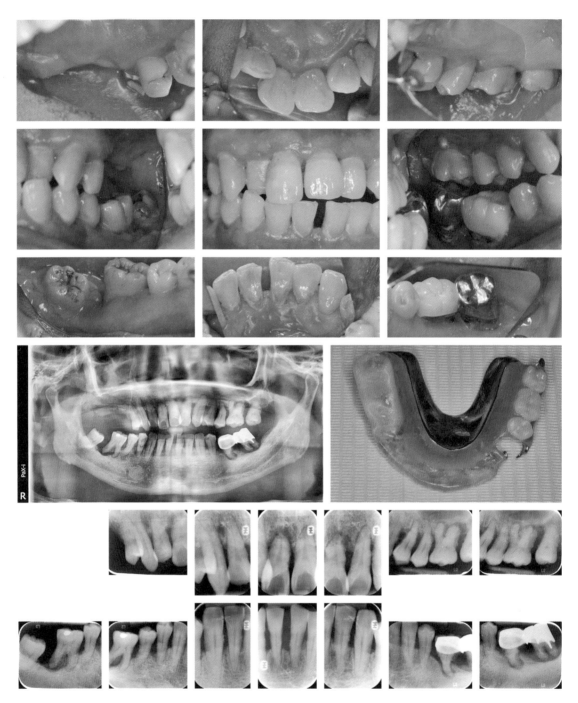

图66 难以在基线评估时清晰判断天然牙预后以及规划修复方案的复杂病况

注：此患者57岁，男性，寻求修复治疗以恢复咬合功能。患者咬合紊乱，依赖咬合板（5年前制作，未随访）勉强咀嚼和稳定下颌，余留牙牙周炎症未得到控制。患者吸烟多年，多次戒烟失败。

发展,"生物树脂""超薄贴面"和全瓷冠等改善前牙美观的修复方式在各机构临床病例中的使用比例快速提高。这些修复常用于满足患者关闭牙间隙、关闭黑三角、改善牙齿色泽、改善牙齿排列和修整牙齿形态等与"变美"相关的需求。

笔者观察到,在做出上述修复决策时的牙周思考和实施修复前的牙周准备常常不足,包括笔者在内的牙周医师常接诊前牙美学修复数年后的患者,因此对当前颇为流行的这类修复后牙体和牙周状况的长期稳定感到担忧(见

图67)。这些临床问题包括继发龋、应力相关的牙颈部缺损、牙龈炎症导致的相关症状以及牙周支持组织破坏导致的牙龈退缩和牙移位等。而由于美学修复体的存在,上述问题的诊断和治疗更为复杂,患者不得不付出更多的健康成本和经济成本。

牙周破坏导致的美学问题诚然是上述修复治疗的适应证之一,但在权衡利弊和选择修复时机时,相关医师有必要深入思考这些修复对患牙临床健康和美观的长期影响。尤其因牙周炎导致前牙骨丧失时,通过牙周积极治疗

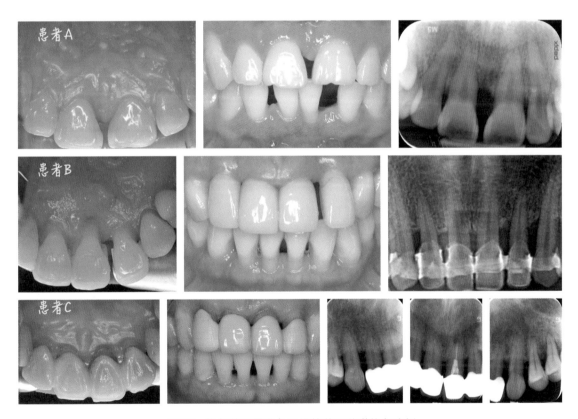

图67 修复前牙周准备不足的前牙美学修复病例

注: ① 患者A,在未全面分析上前牙唇侧移位的病因因素(牙周炎症及吐舌习惯)的情况下,实施上前牙树脂充填关闭间隙。图片资料为治疗后1年(24岁)前牙唇向移位进展,临床检查示多牙存在深牙周袋。
② 患者B,在牙周炎症未得到控制的情况下,行前牙贴面修复掩饰"黑三角"。临床照片资料为随着牙周炎症的进展,贴面修复后3年(42岁)前牙病理性移位。X线片资料(全景片截图)示牙周炎症进展期间,修复医师试图用舌侧纤维夹板固定松动的上前牙。
③ 患者C,在牙周炎症未得到控制的情况下,行前牙全瓷牙冠修复。图片资料为修复治疗后5年(36岁)接受牙周治疗消除牙周炎症后的状态。

控制炎症后，在牙周袋消退和牙龈退缩的同时，牙齿的位置可能发生缓慢变化。健康牙周支持组织来源的强约束力、邻牙来源的弱约束力、唇颊舌肌肉来源的压力，以及对𬌗牙来源的咬合力的共同作用使牙齿处于稳定的位置。牙周组织发生炎症时，牙周支持组织破坏，导致根周约束力下降的同时，在异常的炎症牙龈组织产生额外挤压力以及紊乱的咬合力作用下，牙齿会发生病理性移位。牙周治疗消除牙龈炎症，并通过咬合调整消除个别牙早接触，为患牙重新建立稳定的牙间接触关系创造了条件（见图68）。牙周治疗后牙齿位置调整多发生于上下前牙，过程较为漫长且预测性不高[①]。若临床医师对此没有充分认知，在牙周袋消退后即为患者实施美学修复，将使患牙失去自然改建复位的机会，且在增加患者医疗成本的同时，出现难以察觉的不合理咬合关系。因此，对于牙周炎导致的前牙病理性移位的美学修复，应延期至牙周维护稳定后（可能需要1～3年甚至更长时间）再行评估。

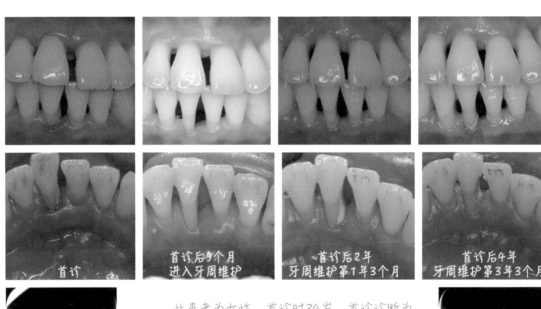

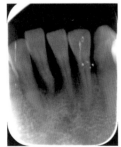

此患者为女性，首诊时34岁，首诊诊断为牙周炎（3期C级，广泛型），经非手术牙周积极治疗后炎症得到控制，进入牙周维护阶段。

积极治疗及牙周维护治疗中，适时咬合分析和椅旁调𬌗干预。

尽管患者因故中断牙周维护1年余，但其前牙移位状况和牙槽骨状态仍持续改善。

图68 前牙病理性移位患牙的在炎症消退后缓慢复位

---

① 李成章，邓少林，尚姝环，等.牙周非手术治疗病理性移位牙齿的自发回位［J］.中华口腔医学杂志，2020，55（1）：38-41.

误区——以修复为导向的牙科诊疗

笔者注意到，很多同行为了更好地进行种植/修复治疗而学习牙周知识，也就是以种植/修复治疗为目标导向的牙科诊疗模式实施日常诊疗。笔者认为，种植/修复治疗只是实现牙列功能的一个手段，并不应该成为医师追求的治疗终点。不论拥有何种专业特长的牙科医师，在面对患者时，都应树立天然牙与人工牙共同长期稳定地为个体的生活质量服务的目标。从这个意义上来说，天然牙的健康需要持之以恒地预防新发牙体病、抑制牙周炎症复发，而人工牙的修复治疗则是患者生命长河中的一个小阶段，这个小阶段虽然为牙科机构提供了比较高的经济效益，从医疗的眼光来看，将这个小阶段作为"目标"，其着眼点失之偏颇，不利于患者全牙列的长期科学管理。

13 长期牙周维护中的牙体病预防和管理

传统体系下的龋病预防和管理

在院校专业分科体系下,患者常按照主诉问题就诊于不同专科,专科医师在发现本专科以外的病况时,则推动患者至其他专科就诊。大多数转诊方式为首诊医生在病史上记录临床所见,并嘱患者另挂号至相关专科,少数病况特殊者,首诊医师可能亲自与相关专科医师直接协调合作。在这样的模式下,牙周医师在发现患者出现龋损或其他牙体病损时,常直接转诊至牙体牙髓科就诊(见图69)。当患者出现持续多发的龋损时,可能被转诊至口腔预防科进行龋病预防干预。上述诊疗模式可谓以疾病为导向的诊疗模式。

在民营口腔医疗机构中,临床医师若无院校阶段的专科学习背景,常常在从业早期以

"牙体牙髓病治疗""牙周洁治""辅助修复治疗"为主要工作内容,他们往往接手同机构医师转诊的龋病患者并为其诊治,而鲜少对成人患者进行长期个性化龋病预防管理。

长期牙周维护中的牙体病预防思路

在以"长久陪伴"为理念的牙科医疗实践中,笔者意识到,在帮助患者追求牙齿及牙列长期健康的目标导向下,宜将患者的牙体病风险评估与预防管理纳入牙周维护阶段的诊疗中。

牙周积极治疗后长期维护的诊疗思路,建立在对牙周病的病因本质认识的基础上,也就是不同易感性的个体,在以微生物为始动因素的多因素共同作用之下,发生的牙周组织炎症

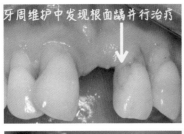
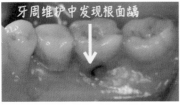
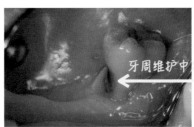
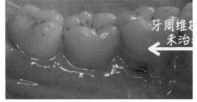
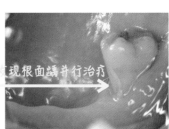
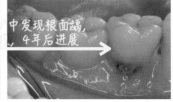

图69 牙周维护发现根面龋损

破坏性疾病。在该诊疗思路中，临床医师推动患者以合适的间隔接受牙周检查和维护，直至各种客观状况发生改变（如重大疾病、衰老导致行动力下降、经济条件等）而无法规律就诊。医师陪伴患者追求最大限度的牙周状态稳定的过程，也是患者口腔环境发生增龄性变化的过程。微生物构成、唾液成分等因素的变化，导致龋损易感性尤其根面龋易感性增加，而牙周破坏后存在暴露根面的牙周炎患者尤为易感。根面龋可发生在颊舌面，也常见于邻面接触点下方至龈缘附近，以及根分叉区，因此治疗难度较大（见图69和图70）。除此之外，在长期牙周照护中，一些牙体充填物、贴面/牙冠修复体边缘可能出现龋损或非龋性缺损等继发牙体破坏（见图71），牙冠部的点隙窝沟以及光滑面也可能出现活跃龋损或非活跃龋损（见

图72）。

从最大化患者的健康获益角度出发，笔者认为有必要在牙周维护治疗的同时，关注牙体病的防治，为患者进行龋风险评估和预防龋病的个性化管理，以最大限度地避免上述病损的发生，及时甄别需要由牙体专科医师诊疗的患者，帮助他们获得及时有效的牙体照护。

牙周维护治疗阶段预防牙体病的具体措施

按照提纲（见本书第一部分）一步步地实施临床诊疗，并合理地分配有限的椅旁时间（笔者通常为每位牙周维护阶段的患者预约1小时），是实现患者获益最大化的有效途径。在临床检查及放射学检查中，发现患者存在活

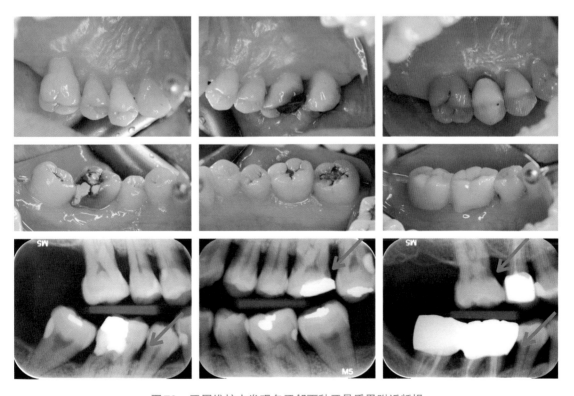

图70　牙周维护中发现多牙邻面釉牙骨质界附近龋损

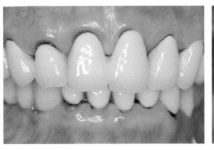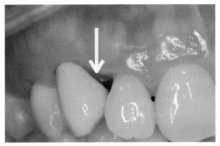

图71　牙周维护中发现修复体边缘龋损或非龋性牙体缺损

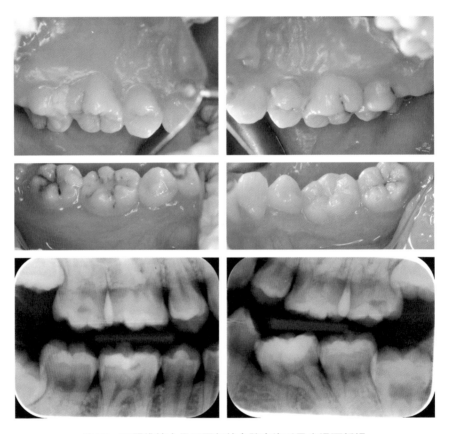

图72　牙周维护中见牙冠部的点隙窝沟以及光滑面龋损

动或者静止龋,各类充填体、修复体以及牙龈退缩状况时,应进一步思考其牙体病风险,进而思考是否为其实施相应的椅旁预防干预和家庭预防指导,以及推动患者寻求专科帮助的必要性(如教学院校口腔预防门诊或牙体牙髓专科门诊)。

具体的椅旁措施因患者状况而有所不同。帮助患者认识自身的牙体、牙周和牙列的风险状况与当前不利因素,为其清除牙面沉积物是牙周维护的核心干预。其他个性化的预防牙体病的干预包括:用含氟抛光膏进行根面抛光、根面涂氟、窝沟封闭、预防性充填和渗透树脂充填等。对于累及龈缘下的牙体缺损或者龋损,还可考虑用牙周手术的方式延长临床牙冠,为充填治疗创造条件(见图73)。

家庭指导内容包括指导患者使用含氟牙膏刷牙(每日2次,牙膏中氟的浓度为0.1%),有条件者可用含氟漱口液含漱(每日1次,漱口液中氟的浓度为0.05%);指导患者餐后漱口与个别部位使用牙线相结合以快速清理食物残渣;指导和激励患者执行好夜间就寝前彻底清洁牙面的原则和方法;指导和激励患者关注自身糖分的摄入频率和种类,减少外源性糖(蔗糖)

的摄入与滞留,增加粗纤维食物的摄入等。

尽管近年来我国口腔医学迅速发展,但在成人龋病预防方面尚未形成有效方案,老年人龋的患病率较高。2015年第四次全国口腔健康流行病学调查结果显示,65~74岁人群龋均高达13左右,约为35~44岁人群的3倍[1]。这提示接受牙周长期维护的中年患者,在慢慢变老的过程中,患龋风险急剧升高。如果在牙周长期维护中获得相应的指导和帮助,则可提高其未来的牙体健康水平以及与此相关的生活质量。

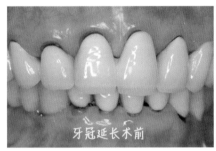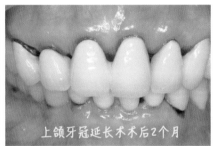

图73 延长上颌前牙临床牙冠为牙体病治疗创造条件

① 冯希平.口腔预防医学[M].7版.北京:人民卫生出版社,2002.

第三部分

牙周临床实践中的若干问题考证与展望

每一个临床现象都有其背后的道理，每一处疑惑都值得一探究竟，每一项临床决策都需权衡利弊。医师可在考证和理解临床问题的过程中，在不断反思中获得专业成长。

14 牙周干预的伴随状况及其管理

在牙周治疗中和治疗后，需面对局部出血、治疗后局部甚至全身不适、牙龈退缩、牙间隙增大、继发牙本质敏感、食物嵌塞等种种情况。即便如此，牙周治疗带给患者的健康获益仍然远大于上述非期待状况。因此，临床医师宜尽量通过知识与经验的积累以及临床上对患者个体及局部状况的观察，提高预判患者后续情况的能力，并在不同的时机进行相应的沟通和处理，从而帮助患者平稳度过短期不适阶段（如治疗后根面敏感）以及安心接受长期状态（如牙龈退缩）。

治疗中和治疗后出血风险管理

在牙周非手术治疗中，需使用机用器械或者手用器械对牙周炎症部位施以清除沉积物和部分炎症性肉芽组织的操作。炎症性的牙龈上皮下结缔组织中毛细血管数量增加，并呈充血表现，其沟内或者袋内壁上皮常呈溃疡、变薄、连续性中断等状态，且结缔组织中的胶原等成分发生分解破坏而导致牙龈质地松软。上述病理变化使得炎症部位的器械清创过程也伴随着出血和止血的过程。

除少数有凝血障碍相关疾病的患者，绝大部分患者小血管受损后的出血会通过生理性止血（hemostasis）机制，在几分钟内自行停止。牙周袋软组织炎症迁延形成局限性血供丰富的炎性组织部位，在清创过程中可能出现局部持续出血、不易止血的情况（见图74）。

一些遗传性疾病（如血友病）、后天性疾病

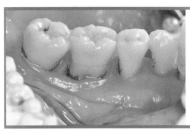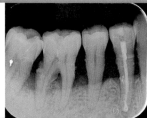

此患者48岁，女性，身体健康。46远中PD为10 mm，该部位在牙周非手术治疗中发生局部持续出血，约30分钟后止血。

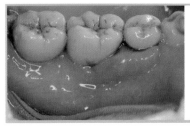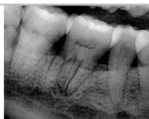

此患者55岁，女性，口服硝苯地平降压7年余，血压控制良好。46近中PD为7 mm，该部位在牙周非手术治疗中发生局部持续出血，约30分钟后止血。

图74　牙周非手术治疗过程中局部持续出血的临床状况示例

（如肝脏疾病）或服用药物（如抑制血小板合成的药物）导致生理性止血的关键成分（血小板和凝血因子）的数量或功能异常，由此可能出现止血障碍（见图75）。

在牙周积极治疗阶段，局部炎症尚未控制，治疗中和治疗后意外持续出血的风险高于牙周维护治疗阶段，可通过以下三个方面的措施尽力减少意外持续出血的发生。

首先，首诊时全面了解患者全身性疾病状态和用药情况，并了解患者日常凝血状态和近期血液学检查结果，结合局部炎症状态评估其持续出血的风险。对于炎症状况较严重，且多年疏于体检的患者，可推动患者在牙周治疗前进行血液学检查，排除凝血功能异常，同时了解其血糖情况后再进行牙周治疗。现有文献不支持正在口服抗凝药物（如阿司匹林、

华法林、利伐沙班等）的患者停用抗凝药后再进行牙周治疗，而多建议以国际标准化比值（International normalized radio, INR）和血小板数量作为衡量当前患者持续出血风险的主要参考[①]，但文献中对INR和血小板数量的具体建议阈值并不一致。

其次，首诊时以清晰的讲解帮助患者理解当前牙周状态与牙面沉积物的关系，推动患者习得口腔清洁要领并尽力实施，10天～2周后再为患者实施非手术清创（见图24）。此时，患者在努力清洁牙面、控制菌斑的过程中，多经历牙龈出血先加重、再减轻的过程，这也是通过自身口腔清洁程度的提高、龈牙结合部微生物数量的减少，牙龈炎症状态得以改善的过程。这一流程规划可在很大程度上减少治疗中和治疗后的持续牙龈出血。

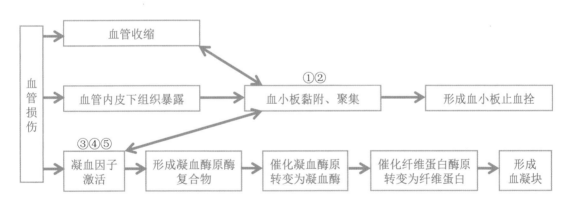

① 血小板数量或功能不足，如血小板无力症；
② 服用抗血小板聚集的药物，如阿司匹林；
③ 先天性凝血因子缺乏，如血管性血友病、血友病；
④ 肝脏疾病导致凝血因子合成障碍；
⑤ 服用抑制凝血因子合成或活性的药物，如华法林、利伐沙班。

图75　生理性止血的主要过程以及可能导致止血障碍的机制

① 中华口腔医学会牙周病学专业委员会2017年发表的专家共识指出，血小板小于$60 \times 10^9/L$，或者INR ≥ 1.5 ～ 2.0者不宜行牙周治疗。

最后,在牙周积极治疗中应密切观察患者的出血情况。医师结合自身经验,若感到止血不顺利,或者患者对于治疗中和治疗后出血情况比较敏感或恐惧,可以调整治疗策略,减少每次椅旁治疗的牙列范围,从而减少创面面积和广泛持续出血的风险。

当治疗中发生持续出血情况时,医师应首先思考对患者全身状态和凝血功能的判断是否有遗漏,然后再次阅读X线片排除牙槽骨及颌骨来源的异常状态,并在尽力去除袋内壁松软炎症组织的基础上,以温湿纱布局部压迫止血,可在纱布上滴加少量肾上腺素溶液以促进血管收缩。在通过压迫止血获得局部出血减轻后,以1.5%双氧水冲洗出血位点,通过双氧水分解后产生的小气泡压迫进一步止血。图74所示2位患者在治疗中均发生局部持续出血,笔者以上述方式实现了有效止血。局部涂布氨甲环酸也可用于治疗中止血。

牙面的机械划痕和损伤

在利用超声/声波器械、手用器械和牙面喷砂去除牙石、色素和菌斑等牙面沉积物的过程中,将不同程度损伤牙面及修复体表面,形成机械划痕或局部微小缺损。

对这些机械划痕和损伤的观察可追溯到20世纪60年代,从那时至今的60余年中,人们使用了光镜(1964年)、扫描电镜(1973年)、轮廓仪(1976年)、三维激光扫描仪(1998年),乃至共聚焦显微镜(2012年)、光干涉仪(2018年)[1]等,观察比较各种条件下使用上述器械后离体牙根面牙骨质的表面状态[2]。由于研究条件各不相同,所获得的结果难以互相整合。这些观察提示上述3类主要器械都可导致牙根表面牙骨质不同程度的损失并形成根面划痕,导致表面形态以及粗糙度发生变化。牙面的上述变化因超声/声波器械工作尖的种类、尺寸、角度、侧向压力、功率,因手用器械的侧向压力、刮治施力次数,因喷砂系统的粉剂选择、水气压力、喷嘴与牙面的距离以及出砂角度等而有所不同。

为牙周袋闭合和牙周炎症控制创造条件,是以上述器械的合理组合去除根面沉积物的最根本临床价值。在此意义上,尽管器械治疗会带来牙根表面牙骨质的损伤,但仍为当前最有效的治疗方式。因此,一方面,应通过不断改进器械和喷砂材料、临床医师努力建立自身的椅旁治疗程度(如根面探查感觉)与患牙愈合改建后状况之间的关联等途径,追求更小根面损伤下的最佳治疗结果。另一方面,人们也在努力探索器械干预导致根面性状变化后,各类宿主细胞以及口腔微生物的生物学行为的改变,试图通过揭示器械治疗后各种根面条件下相应的组织愈合过程而探求更合适的治疗方式。直至目前,临床研究结果仍然认为,尽管根面清创操作可导致根面牙骨质机械损伤,但尚无证据说明由此影响宿主和微生物的生物学行为,乃至影响临床愈合结果。机用器械与手用器械单独或者组合应用,仍然是牙周非

---

① 上述括号中的年份是指应用各项技术,观察牙面状态的较为经典文献发表时间,而不是技术本身问世的时间。
② GRAZIANI F, TINTO M, ORSOLINI C, et al. Complications and treatment errors in nonsurgical periodontal therapy [J]. Periodontology 2000, 2023, 92(1): 21–61.

手术清创的可选择方式[①]（见图76）。

牙周治疗后牙龈退缩、牙间隙增大与根面敏感

对于大多数成人患者而言，牙周治疗的本质是帮助其消除牙周炎症，也就是通过治疗，使得牙周袋闭合，实现有利于牙槽骨长期稳定的龈牙结合部组织状态。组织学上，在牙槽骨高度不变的情况下，其冠方结缔组织由炎症性充血、水肿的松软状态，改建恢复至以有序排列的纤维为主体的致密状态，这必将伴随不同程度的牙龈退缩和牙间隙增大。然而，患者角度的诊疗期待并非如此明确，他们多以保留牙齿且更加舒适（例如消除肿胀出血感）为主要临床诉求。尽管医患双方的目标在本质上是一致的，但患者往往对牙龈退缩和牙间隙增大的治疗后状况缺乏心理预期，从而容易在思想准备不充分的情况下感到特别不适甚至拒绝

治疗（见图77）。因此，医师需在首诊沟通时着重帮助患者理解其牙周状态和牙周诊疗的具体目标，在诊疗过程中带动患者共同期待牙龈退缩且牙间隙增大这一炎症消退、牙周组织趋向健康的状态，并且鼓励患者与牙龈退缩和牙间隙增大状态长期共存。

除牙龈退缩、牙间隙增大外，根面敏感（root sensitivity, RS）也常伴随牙周袋闭合、牙周炎症消退的过程而出现，可能给患者带来困扰。从概念上来说，根面敏感特指与牙周病病程或者治疗相关的敏感症状，与牙本质过敏（dentin hypersensitivity, DH）的内涵并不完全一致[②]。先天发育形成的釉牙骨质界处无牙骨质覆盖的牙本质，因牙周附着丧失而暴露于口腔，以及牙周治疗过程中牙骨质受损导致牙本质小管暴露，都可能导致牙周治疗后根面敏感的发生。

以根面敏感为主题的临床研究尚不充分。文献报告[③④]未经牙周治疗时，0～30.6%患者有根面敏感史；而在牙周非手术治疗后发生根

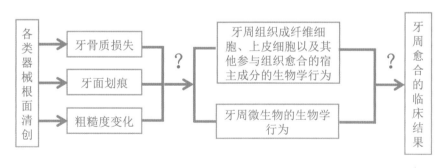

图76　牙面机械划痕和损伤与牙周临床愈合的可能关联

① SUVAN J, LEIRA Y, MORENO SANCHO F M, et al. Subgingival instrumentation for treatment of periodontitis. A systematic review [J]. Journal of Clinical Periodontology, 2020, 47(Suppl 22): S155–S175.

② SANZ M, ADDY M. Group D summary [J]. Journal of Clinical Periodontology, 2002, 29(Suppl 3): S195–S196.

③ LIN Y H, GILLAM D G. The prevalence of root sensitivity following periodontal therapy: a systematic review [J]. International Journal of Dentistry, 2012: 407023.

④ VON TROIL B, NEEDLEMAN I, SANZ M. A systematic review of the prevalence of root sensitivity following periodontal therapy [J]. Journal of Clinical Periodontology, 2002, 29(Suppl 3): S173–S177.

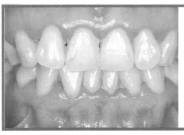
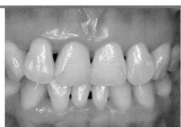

此患者首诊时37岁，女性，诊断为牙周炎（1期A级，广泛型）。经非手术积极治疗后，实现牙周临床健康。

患者对前牙牙间隙增大的临床状况难以适应。

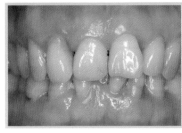
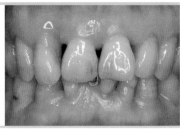

此患者首诊时48岁，男性，诊断为牙周炎（3期C级，广泛型）。经非手术积极治疗后，实现牙周临床健康。

患者对前牙牙间隙增大的临床状况迅速适应。

图77　患者对牙龈退缩和牙间隙增大的临床状况适应程度不同

面敏感的患者比例可达54%～90%。除患者报告的敏感症状外，在临床检查中也会呈现牙科三用枪空气刺激、探针划过根面刺激、冷热温度刺激、电流刺激下根面敏感等体征。牙周非手术治疗后的根面敏感可能在治疗后当日开始，程度渐渐加重，2～4周时症状达到高峰；之后随着修复性牙本质的形成，敏感程度逐渐减退，多数患牙的敏感在治疗后2个月内消退。牙周清创手术治疗后的敏感比例和程度略高于非手术清创。医师可用脱敏剂帮助患者减轻根面敏感带来的不适感和焦虑情绪，患者也可用市售抗过敏牙膏进一步缓解这一症状。

相对少见的其他伴随表现

牙周治疗病程中的伴随状况还包括治疗后短期内咬合无力和一过性发热乏力等全身不适。前者多与牙槽骨吸收破坏的严重程度正相关，有时伴患者可感知的牙齿松动加重等现象，这些表现多在治疗后当天开始，并持续1周左右，之后趋向改善。全身发热的不适情况出现的比例较低，这与一过性菌血症以及患者的应激反应相关。从一过性菌血症和治疗后应激反应的角度考虑，对于炎症状况较严重的患者，单次诊疗的治疗范围不宜过大。

牙周治疗的伴随状况小结

医师应充分认识和共情患者在牙周诊疗中可能出现的短期、中长期以及终生伴随状况，并在治疗前和治疗后清晰说明，帮助患者理解和克服心理上的恐惧和不安。同时，通过设置合适的流程（如分区治疗间隔设定至10天以上，使患者充分感受到治疗后不适的发生与消退的过程，从而消除其对诊疗后不适的顾虑）、选择适当的时机进行相应处理（如椅旁充分止血，在牙龈退缩改建基本完成后对根面敏感牙进行脱敏治疗）等专业措施，陪伴患者平稳度过治疗后短期不适阶段，并接受需长期共存的状况，实现相关生活质量的改善（见图78）。

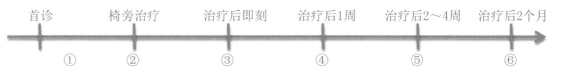

① 首诊后，患者开始建立良好的口腔清洁行为习惯，可能感受到牙龈出血短暂增加后逐渐减少、牙间隙变大等炎症消退的反应

② 椅旁治疗过程中，医师重点进行疼痛管理和出血管理，并以微创理念实施治疗

③ 治疗后随着麻醉消退，部分患者开始出现治疗区不适或疼痛，牙齿敏感，个别患牙出现咀嚼无力和松动感加重，个别患者治疗后当天一过性发热和乏力不适

④ 治疗后1周，治疗后的不适和疼痛消退，治疗后的咀嚼无力和松动感加重开始改善，牙间隙增大和牙齿敏感继续加重

⑤ 治疗后2～4周，牙齿敏感最为严重，之后渐渐减轻

⑥ 治疗后2个月，牙龈改建愈合基本完成，大部分牙齿敏感可消退，部分患牙松动较基线评估时有所改善，患者可能感到咀嚼力较治疗前提升

图78　牙周干预的伴随状况及其过程与管理

15 牙周治疗后的组织愈合与微创牙周治疗

微创牙周治疗的观念来源于外科学中的微创概念,即minimal invasiveness。这一概念可具体描述为,"The ability to miniaturize our eyes and extend our hands to perform microscopic and macroscopic operations in places that could previously only be reached only by large incisions."(随着器械和技术的进步,帮助人们以更清晰的视野、更精准的操作范围,在以前只有大切口才能到达的位置进行手术。)[1]。比如腹腔镜下的各项手术即为典型的有别于传统手术方式的微创手术。

1995年,哈勒尔(Harrel)和里斯(Rees)将外科学中的微创概念引入牙周治疗。近30年来,微创牙周治疗方面的实践和文献数量渐渐增加[2]。其本质在于通过改变治疗过程中的器械与操作细节,加快治疗后的愈合速度和提高愈合质量,减少患者疼痛与红肿等术后反应。

合理实施微创牙周治疗,应首先理解牙周治疗后的组织愈合机制。

牙周治疗后组织愈合机制

牙周治疗的椅旁终点,也是组织愈合的起点。在完成牙周非手术清创后的几周中,病损区将经历止血、炎症反应、肉芽组织增殖和组织改建成熟等阶段[3]。各阶段既有不同的组织特征,又互相交叉连续(见图79)。

随着组织改建和成熟,局部重新形成龈牙结合部的组织结构。牙周愈合区牙根表面与牙周支持组织间的结合方式主要包括长结合上皮结合、胶原纤维新附着以及由新生牙槽骨和牙周膜与牙骨质共同形成的牙周组织再生3种。以何种状态愈合取决于局部改建中该部位募集的细胞种类,而后者则由相关的细胞因子信号决定,且3种结合方式可能以不同比例存在于同一位点。

由上述原理可知,生理性止血状态是牙周治疗后愈合的起点。在愈合过程中,周围组织通过免疫细胞的迁移抵御再感染,并为血凝块的机化改建提供营养和细胞来源。因此,实现良好愈合的关键在于,血凝块的稳定以及由

① RIBEIRO F V, MEHTA J J, MONTEIRO M F, et al. Minimal invasiveness in nonsurgical periodontal therapy [J]. Periodontology 2000, 2023, 91(1): 7–19.
② SIMONELLI A, SEVERI M, TROMBELLI L, et al. Minimal invasiveness in the surgical treatment of intraosseous defects: a systematic review [J]. Periodontology 2000, 2023, 91(1): 20–44.
③ POLIMENI G, XIROPAIDIS A V, WIKESJÖ U, et al. Biology and principles of periodontal wound healing/regeneration [J]. Periodontology 2000, 2006(41): 30–47.

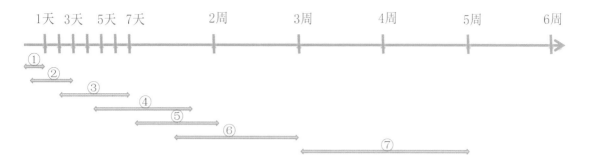

① 生理性止血阶段（haemostasis phase），治疗后即刻开始，牙周袋内为血凝块所占据。
　　血凝块的成分为血细胞和血小板，以及由纤维蛋白、血浆纤连蛋白、凝集素、血栓素构成的细胞外基质；血凝块的作用在于保护牙周袋内壁结缔组织，并成为各类细胞迁移的临时基质。

② 早期炎症反应阶段（early inflammation phase），治疗后数分钟至治疗后3天。
　　中性粒细胞和单核细胞自袋内壁结缔组织迁移至血凝块，并分泌蛋白水解酶、活性氧、抗菌肽等，以杀灭局部的残留微生物，并防止再感染。

③ 晚期炎症反应阶段（late inflammation phase），治疗后2～7天。
　　巨噬细胞自袋内壁结缔组织迁移至血凝块，吞噬局部凋亡和损伤的白细胞、红细胞等细胞成分。巨噬细胞分泌各种炎症因子、趋化因子和生长因子等，促进各类细胞向局部迁移。在此阶段，巨噬细胞表型由促炎作用的M1型渐渐向分泌抗炎分子的M2型巨噬细胞演变。

④ 肉芽组织增殖阶段（proliferation of granulation tissue），治疗后4～10天。
　　内皮细胞、成纤维细胞、上皮细胞向血凝块迁移，内皮细胞开始成血管、成纤维细胞开始分泌胶原，形成新的基质，上皮细胞开始向根面迁移。

⑤⑥⑦ 组织改建阶段（remodeling phase），治疗后7天～治疗后6周左右。
　　⑤ 治疗后7天～2周上皮结合形成，结缔组织中血管化进程及成纤维细胞功能活跃，合成大量胶原纤维和蛋白多糖，取代血凝块阶段的基质成分，一些成纤维细胞转化为肌成纤维细胞，表达平滑肌激动蛋白，并且产生强大的牵引力，导致组织收缩。
　　⑥ 如果进行再生性手术治疗，治疗后1.5～3周期间，新骨开始沉积。
　　⑦ 治疗后3～5周，结缔组织改建渐渐成熟，胶原纤维重建有序排列的结构并形成有成熟功能的状态；新牙骨质可能开始形成。

图79 牙周治疗后的组织愈合过程

周围组织提供足够且优质的细胞和各类分子来源。

微创牙周治疗

　　微创是一系列措施的共同目标。其原理在于在更小的局部损伤下获得良好愈合的条件。更小的局部损伤具体是指创面更小，治疗中的出血更少，治疗部位的形态保持更好；良好愈合的条件是指治疗后血流灌注更迅速地得以恢复，创面的血凝块更为稳定。微创治疗的临床价值在于，减少患者治疗后的疼痛和红肿等不适，并提高患者的接受度；更多地保护龈乳头高度，减少牙龈高度和形态的损

1985
PPT

1995
MPPT

1999
SPPF

术　式	作者（时间）	切　口　特　点	植入物
牙龈乳头保护技术（papilla preservation technique，PPT）	Takei（1985）	沟内切口，舌侧龈乳头基底部水平切口，舌侧术区两侧垂直切口	骨材料
改良牙龈乳头保护技术（mortified papilla preservation technique，MPPT）	Cortellini（1995）	骨内缺损区唇侧龈乳头基底部以及邻牙龈乳头顶部行水平切口，近远中行沟内延伸切口，缺损区邻面行减薄龈乳头厚度的水平切口，唇侧术区两侧垂直切口	膜材料
简易牙龈乳头保护瓣（simplified papilla preservation flap，SPPF）	Cortellini（1999）	骨内缺损区唇侧龈乳头斜行切口，唇侧沟内切口延伸，缺损区邻间水平切口，舌侧沟内切口延伸	膜材料
微创手术技术（minimally invasive surgical technique，MIST）	Cortellini（2007）	骨内缺损区切开方式为MPPT或者SPPF，近远中沟内切口延伸原则为"暴露缺损区的最小范围"，尽量避免垂直切口，且垂直切口范围不超过膜龈联合，不进行根方半厚瓣减张	EMD
改良微创手术技术（modified minimally invasive surgical technique，MMIST）	Cortellini（2009）	骨内缺损区切开方式为MPPT或者SPPF，近远中沟内切口延伸原则为"暴露缺损区的最小范围"，邻面不行沟内切口	EMD
单侧翻瓣技术（single-flap approach，SFA）	Trombelli（2009）	缺损侧行单侧信封瓣切口，基于仔细探诊，缺损处切口与骨嵴顶一致，近远中沿龈缘延伸切口	骨材料和可吸收膜
完整龈乳头保存技术（entire papilla preservation technique，EPPT）	Aslan（2015）	骨缺损部位沟内切口后在其侧方的颊侧牙龈行自龈缘达膜龈联合的垂直切口	骨材料

图80　主要微

注：① 各手术方式均以切口设计为核心，其他手术要点为术者在首篇文献
② EMD是指釉基质蛋白衍生物（enamel matrix derivative）。
③ EDTA是指乙二胺四乙酸（ethylene diamine tetraacitic acid）。

2007
MIST

2009
MMIST
SFA

2015
EPPT

缝 合 方 式	材料器械和放大设备	手术部位和其他细节
外交叉水平褥式缝合，间断缝合	—	—
膜材料缝合于邻牙软组织，水平内交叉褥式缝合，垂直内褥式缝合，间断缝合	—	用于龈乳头基底宽于2 mm的部位
膜材料悬吊缝合，水平内褥式缝合，间断缝合，垂直内褥式缝合，确保严密封闭且无张力	—	用于龈乳头基底窄于2 mm的部位
改良内褥式缝合，间断缝合，确保无张力	显微手术刀；6-0膨体聚四氟乙烯缝线；4~16倍放大镜	颊舌侧双侧翻瓣，垂直向翻瓣的范围以保护骨内缺损残留骨壁为原则，牙槽嵴顶暴露1~2 mm
改良内褥式缝合	显微手术刀；mini系列手用器械；纤细的超声器械；6-0或7-0膨体聚四氟乙烯缝线；4~16倍放大镜	小范围翻瓣至骨内缺损区；生理盐水反复冲洗；EDTA根面处理2 min
膜边缘"掖入"未翻瓣侧软组织下方固位，而不进行缝合 水平内褥式复位缝合，垂直内褥式缝合，间断缝合	6-0可吸收多股纤维缝线；2.5倍放大镜	用于颊侧或者舌侧单侧骨内缺损；用微创翻瓣器械单侧小范围翻瓣；有时需根方行半厚瓣减张
间断缝合	显微剪刀；mini系列手用器械；机用器械；7-0单股缝线；2.5倍放大镜	颊侧或者舌侧单侧骨内缺损区；从垂直切口向缺损区翻全厚瓣暴露缺损，继以用隧道技术潜行分离全厚瓣至对侧牙槽嵴顶；EDTA根面处理

周手术要点

具体病例操作中的方式，在随后的应用中，这些术式根据实际情况有所调整。

失，减轻根面敏感和牙槽嵴顶的骨丧失；血凝块机化和组织改建更为迅速，愈合过程更为顺畅。

1985年，竹井（Takei）报告了龈乳头保护切口，被认为是微创牙周手术的开端。此后的主要牙周微创手术方案如图80所示①②③④⑤⑥⑦。回顾这些术式的演变，可以看到这些手术均以获得骨内袋缺损部位的牙周组织再生为目标，其技术细节的演变方向包括：① 切口设计更为保守，以减少软组织损伤；② 避免连续性切口和纵向切口（全乳头保护技术为单纯纵向切口，避免从龈乳头处切开）；③ 锐分离翻瓣；④ 使用放大设备；⑤ 使用更为纤细精巧的手术器械；⑥ 使用再生材料时，缝合后软组织无张力并完全覆盖植入物；⑦ 根面清创时翻瓣范围尽量局限；⑧ 使用各种褥式缝合固定组织瓣。

微创概念下的非手术治疗⑧⑨，是与微创手术治疗相对而言的针对个别牙骨下袋的处理。其具体要点包括：① 以存在骨下袋缺损部位为治疗对象，当积极治疗6个月后仍存在5 mm以上牙周袋且探诊出血时，对该部位进行局部麻醉下的微创非手术治疗；② 用减薄工作端的刮治器和纤细贴合的超声工作尖，仅行缺损位点的根面清创，并保持器械贴合根面而不损伤袋内壁组织，且避免形成过度平滑的牙根表面；③ 使用3～4倍放大设备进行临床操作；④ 清创术后用避免龈下冲洗，尽量使血液自然充盈至骨内缺损。对骨下袋缺损区实施微创非手术治疗的探索者们认为，上述方案较传统方式可更有效地防止结缔组织和上皮组织占据骨内缺损空间，从而有利于组织向再生方向改建。

总之，微创牙周治疗是自20世纪80年代以来对牙周组织治疗后愈合过程的深入认识、20世纪90年代以来牙科显微设备和器械的普

① TAKEI H H, HAN T J, CARRANZA JR F A, et al. Flap technique for periodontal bone implants, papilla preservation technique [J]. Journal of Periodontology, 1985(56): 204e10.

② CORTELLINI P, PRATO G P, TONETTI M S. The modified papilla preservation technique, a new surgical approach for interproximal regenerative procedures [J]. Journal of Periodontology, 1995, 66(4): 261−266.

③ CORTELLINI P, PRATO G P, TONETTI M S.The simplified papilla preservation flap, a novel surgical approach for the management of soft tissues in regenerative procedures [J]. The International Journal of Periodontics and Restorative Dentistry, 1999(19): 589e99.

④ CORTELLINI P, TONETTI M S. A minimally invasive surgical technique with an enamel matrix derivative in the regenerative treatment of intra-bony defects: a novel approach to limit morbidity [J]. Journal of Clinical Periodontology, 2007(34): 87e93.

⑤ CORTELLINI P, TONETTI M S. Improved wound stability with a modified minimally invasive surgical technique in the regenerative treatment of isolated interdental intrabony defects [J]. Journal of Clinical Periodontology, 2009(36): 157e63.

⑥ TROMBELLI L, FARINA R, FRANCESCHETTI G, et al. Single-flap approach with buccal access in periodontal reconstructive procedures [J]. Journal of Periodontology, 2009(80): 353e60.

⑦ ASLAN S, BUDUNELI N, CORTELLINI P. Entire papilla preservation technique: a novel surgical approach for regenerative treatment of deep and wide intrabony defects [J]. The International Journal of Periodontics and Restorative Dentistry, 2017, 37(2): 227−233.

⑧ RIBEIRO F V, CASARIN R C, PALMA M A, et al. Clinical and patient-centered outcomes after minimally invasive non-surgical or surgical approaches for the treatment of intrabony defects: a randomized clinical trial [J]. Journal of Periodontology, 2011, 82(9): 1256−1266.

⑨ NIBALI L, POMETTI D, CHEN T-TW, et al. Minimally invasive non-surgical approach for the treatment of periodontal intrabony defects: a retrospective analysis [J]. Journal of Clinical Periodontology, 2015(42): 853−859.

及以及2000年以来牙周组织再生材料的相继问世和普及等背景下,牙周治疗在细节上的一系列优化。医师深刻理解牙周组织的愈合过程,并不断积累对材料器械的应用经验,才能在临床决策和治疗中,实现在更小的局部损伤下获得良好愈合的目标。

16　临床实践各项决策的来源

笔者在为医师们进行临床示教时，常被问及"怎么没用双氧水冲洗？""怎么没上'派力奥（盐酸米诺环素软膏）'""不像老师这样打阻滞麻醉，不麻醉或者打浸润麻醉行不行？""要刮治到什么程度？"等问题。在临床讲座中，医师们也常问及"激光治疗行不行？""益生菌有用吗？""牙周治疗到什么程度可以去正畸？""先种植再治疗牙周有什么不可以？""什么程度的牙周病患牙可以拔除？"等问题。"做或者不做""这样做或者那样做"的犹豫和选择，实则反映了医师遵守的原则，是决定诊疗方向和成败的根基。

循证医学思路与证据等级

自1628年英国科学家哈维建立血液循环理论以来，医学便进入了基于科学研究获取知识的现代医学时代。随后经历了以知识推理和诊疗经验为决策基础的漫长发展阶段。从20世纪60年代末开始，传统医疗决策方式受到质疑，临床随机对照试验所获结果的可靠性得到广泛重视和认可，借助于临床科研设计与评价的理论体系，Meta分析和系统评价的方法得以构建。在此背景下，20世纪90年代初确立了循证医学（evidence-based medicine, EBD）体系，其核心思想是任何临床医疗决策的制定都应基于清晰、客观、公正的科学研究证据。临床医生在疾病诊治过程中，应将个人的临床经验与现有的最好临床科学证据结合起来进行综合考虑，尽力为每位患者做出最佳的诊治决策。

早期评价临床科学证据的质量评价单纯考虑试验设计因素，如加拿大CTFPHE[①]标准（1979年）和美国纽约州立大学医学中心提出的"证据金字塔"（2001年，见图81）。随后，证据质量评价要素引入了研究证据的精确性、一致性和研究类别。如英国牛津大学提出的OCEBM[②]标准（2001年）。当前广泛应用的证据质量评价和推荐强度体系为2004年提出的GRADE[③]分级。该体系明确了证据质量是指对预测值真实性的把握度，分为高、中、低、极低4个级别；推荐强度是指在多大程度上能够确信推荐意见利大于弊或者弊大于利，并分为强和弱2个级别[④]。

建立循证理念，理解循证医学思想下的证据等级，能帮助我们在各类信息与产品的轰炸

---

① CTFPHE（Canadian task force on the periodic health examination）是指加拿大定期体检特别工作组。
② OCEBM（Oxford center for evidence-based medicine）是指英国牛津大学循证医学中心。
③ GRADE（grading of recommendations assessment, development and evaluation）是指推荐分级的评估、制定与评价。
④ 王小钦，王吉耀. 循证临床实践指南的制定与实施［M］. 北京：人民卫生出版社，2016.

系统综述/Meta分析

随机对照研究

队列研究

病例对照研究

病例分析

病例报告

理论研究

动物研究

体外研究

（A）

证据质量分级	
高 （A）	非常确信估计的效应值接近真实的效应值， 进一步研究不会改变估计效应的可信度
中 （B）	中等程度确信估计的效应值， 存在估计与真实效应值不相同的可能性， 进一步研究可能改变估计效应的可信度
低 （C）	程度有限地确信估计的效应值， 估计与真实效应值可能大不相同， 进一步研究极有可能可能改变估计效应的可信度
极低 （D）	对估计的效应值几乎没有信心， 估计与真实效应值很可能完全不同
推荐强度分级	
强	明确显示干预措施利大于弊或者弊大于利
弱	利弊不确定或者证据提示利弊相当

（B）

图81　证据等级金字塔（A）与GRADE体系（B）

中，通过持续的学习，不断提高自身的判断力，结合阅读原始研究文献、循证临床诊疗指南和自身的临床经验积累，做出更为合理的临床决策。

牙周临床问题的专家共识、临床指南和团体标准

自21世纪初以来，用循证医学方法制定临床实践指南已经成为国际主流趋势和共识。该方法是指系统全面地搜集现有研究证据，对搜集到的证据进行质量评价与分级，基于证据质量，结合患者偏好和价值观，在考虑成本和可实施性的基础上，形成推荐意见。而20世纪90年代以前，临床指南的制定多采用非正式的共识方法，也就是由一组专家组织会议进行讨论，将一次或者多次讨论后达成的共识作为推荐意见形成指南，由专业学会或者政府机构进行发布（见图82）。

欧洲牙周联盟分别于2020年、2022年和2023年就"1～3期牙周炎的治疗""4期牙周炎的治疗"和"种植体周病的治疗"发表了S3级[①]临床指南。这是至今为止牙周病和种植体周病诊疗方面最为全面的循证临床指南。美国牙医学会曾就"单独或联合辅助措施的牙周非手术清创"于2015年发表循证

[①] 德国科学医学协会（Arbeitsgemeinschaft der Wissenschaftlichen Medizinischen Fachgesellschaften, AWMF）临床指南制定系统，将临床指南分为S1、S2e、S2k和S3等4级。S3级是指以系统循证为基础、经过结构性共识决策、具有代表性专家组的指南。

中国专家共识与团体标准	美国牙周病学会循证共识 美国牙医学会循证指南	欧洲牙周联盟循证指南
专家意见，尚无系统综述作为支撑	专家意见，基于系统综述	专家意见，基于系统综述
未列出临床证据	列出了临床证据，未进行证据质量评价	列出了临床证据，且进行了证据质量评价
未对推荐意见进行程度分级	美国牙周病学会的循证共识未对推荐意见进行程度分级；美国牙医学会的循证指南对推荐意见进行了程度分级	对推荐意见进行了程度分级
文献： ① DOI:10.3760/cma.j.issn.1002-0098.2017.02.002 ② DOI:10.3760/cma.j.issn.1002-0098.2018.08.002 ③ DOI:10.3760/CMA.J.CN112144-20210112-00013 ④ DOI:10.3760/cma.j.cn112144-20201227-00635	文献： ① DOI:10.1002/JPER.22-0361 ② DOI:10.1902/jop.2017.170234 ③ DOI:10.1002/JPER.17-0356 ④ DOI:10.1002/JPER.19-0577 ⑤ DOI:10.1902/jop.2015.140376 ⑥ DOI:10.1902/jop.2015.140378 ⑦ DOI:10.1016/j.adaj.2015.01.026	文献： ① DOI:10.1111/jcpe.13823 ② DOI:10.1111/jcpe.13639 ③ DOI:10.1111/jcpe.13290

图82　中外专业学会牙周诊疗专家共识、临床指南与团体标准概述

注：读者可根据图中提供的文献数字对象标识符（digital object unique identifier, DOI）检索原文。

指南。

美国牙周病学会则以最佳临床证据为基础的循证思想，于2015—2022年，在系统综述的基础上，分别就根面覆盖（2015年）、牙周组织再生（2015年）、CBCT在牙周诊疗中的应用（2017年）、激光单独或者辅助用于牙周和种植体周病治疗（2018年）、正畸或者修复治疗前手术改变牙周表型（2020年）和生物制剂在牙周（再生）治疗中的应用（2023年）等临床问题发表循证共识。之所以为循证共识而非临床指南，是因为在进行系统综述过程中，就上述临床问题虽收集到大量的研究证据，然而根据学会召集的专家小组的判断，这些证据本身不足以支持形成临床实践指南。

自2017年以来,中华口腔医学会牙周病学专业委员会启动了制定专家共识和团体标准的工作,目前共发表了4篇共识性文件,涉及"重度牙周炎的诊断标准""特殊人群牙周病的治疗原则""重度牙周炎的手术治疗""口腔医学多学科诊疗中牙周健康的维护""牙周基本检查评估"等内容。这些文件均发表在《中华口腔医学杂志》上。2019年以来的共识性文件还由中华口腔医学会以团体标准的形式发布。与欧美国家的临床指南和循证共识不同之处在于,上述团体标准的形成过程主要以专家讨论制定的形式为主,尚缺乏就目标临床问题的系统综述作为支持。

当前临床实践的各项决策

当前关于诸多临床问题的认识仍然来自知识推理和诊疗经验,而缺乏高质量的临床证据。且就某一具体临床场景而言,最终的临床决策不但来自临床证据与指导文件,还受医师主观经验和偏好以及患者的个性化需求和个体价值取向等多方面影响。因此,临床医师应努力鞭策自己追根溯源,努力思考辨别每一个临床问题背后的科学与循证依据、医师的经验和偏好和患者价值取向3个方面的关系,始终以患者最佳获益为导向,在利弊权衡之后寻求最优决策。

17 牙周诊疗中患者的依从性

从依从性到黏性的概念变迁

依从性（compliance）一词来源于拉丁语"complire"，意为遵守，即执行一个行动或者遵守一份诺言。在医学语境下，是指与临床医师的指令一致的患者行为，这包含着临床医师家长式的态度。

黏性（adherence）一词来自拉丁语"adherere"，意为紧紧黏住并保持紧密关系不变。在牛津英语词典中，它被定义为"坚持一种实践或宗旨；稳定遵守或维持"。世界卫生组织（WHO）定义医学语境下的黏性是指"the extent to which the patient follows medical instructions"，即患者坚持接受医疗指导的程度。黏性包含着患者在病程中理解了疾病和实现治疗的重要性，从而参与医疗决策并积极行动。这个定义恰当地唤起了患者在坚持治疗方案时需要达到的坚韧性。随着对慢性疾病管理中医患双方共同努力的价值的认识，"依从性"的表述渐渐被"黏性"所取代[1]。在对牙周诊疗患者依从性的认识和研究中，也呈现同样的趋势[2]。本章对牙周治疗中患者依从性的分析，将用"黏性"取代"依从性"。

牙周炎是发生在牙周支持组织以菌斑微生物作为始动因素的炎症破坏性疾病，龈牙结合部始终存在着宿主与微生物之间的炎症反应。牙周积极治疗和随后的长期维护治疗的目的在于最大限度地消除可能引起牙周组织破坏的炎症反应，获得牙周组织与共生微生物间的微环境平衡之状态，从而避免牙槽骨和牙周膜等牙周支持组织的破坏。上述疾病特点，以及仅由患者自身努力通常不能实现健康所需的炎症反应平衡，加之医师出于专业认知与职业追求期待最大限度地帮助患者的意愿，促使现代牙周诊疗有必要基于医师的专业努力、患者的黏性以及医患双方持之以恒的合作，方可获得最大的健康回报。

牙周诊疗中患者黏性主要表现为3个方面，即患者在日常生活中的有效口腔清洁、按医嘱及时接受牙周积极治疗与长期牙周维护治疗以及相关的个性化行为习惯的改变（如戒烟、控制血糖等）。在上述3个方面中，"按医嘱及时接受牙周积极治疗与长期牙周维护治疗"可视为患者黏性的基础。其原因在于，患者实现有效口腔清洁和改变行为习惯的能力有个体差异，如果患者能够认真按约就诊，医师就有机会判断患者在有效清洁和个性化行为习惯方面的问题和解决途径，就有推动患者向理

① ARONSON J K. Compliance, concordance, adherence [J]. British Journal of Clinical Pharmacology, 2007, 63(4): 383-384.
② ECHEVERRIA J J, ECHEVERRIA A, CAFFESSE R G, et al. Adherence to supportive periodontal treatment [J]. Periodontology 2000, 2019(79): 200-209.

想状况改善的可能。同时,随着医师在此过程中知识、技能和经验的积累,其判断力和推动力的提高,患者有望获得更大程度和更高效率的健康帮助。

牙周维护治疗中的患者黏性

早在1984年就有学者关注到牙周维护治疗阶段患者黏性的不尽如人意[1]。回顾美国得克萨斯州某私立机构8年内牙周积极治疗完成1年以上的961位患者的维护情况,仅有16%的患者能够按照医师的方案规律维护。近40年来,虽有大量的临床研究证据证实,持之以恒的牙周维护是牙周炎患者获得长期牙周健康的必要条件,回顾性研究显示不同人群患者在牙周维护治疗中按照医师方案就诊维护的比例有较大的差异(见图83)[2]。

以中国患者人群为研究对象,揭示牙周

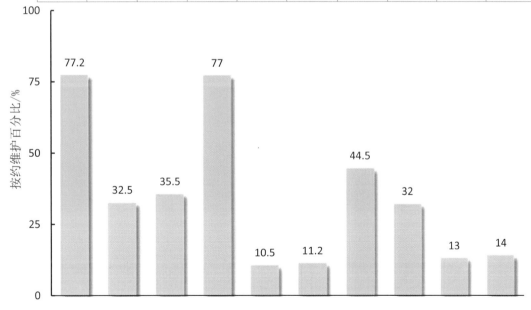

2021年德国大学	2006年日本私立机构	2010年美国大学	2012年意大利私立机构	2014年希腊私立机构	2014年韩国大学	2015年印度大学	2016年英国私立机构	2017年意大利大学	2019年韩国大学
184位患者>10年	505位患者>10年	315位患者>5年	96位患者5年	218位患者5.5~6.5年	134位患者11±0.5年	101位患者1年	310位患者5年	106位患者>5年	206位患者3~5年

图83　10项回顾性研究显示牙周维护治疗中的患者黏性

① WILSON T G JR, GLOVER M E, SCHOEN J, et al. Compliance with maintenance therapy in a private periodontal practice [J]. Journal of Periodontology, 1984, 55(8): 468-473.
② AMERIO E, MAINAS G, PETROVA D, et al.Compliance with supportive periodontal/peri-implant therapy: a systematic review [J]. Journal of Clinical Periodontology, 2020(47): 81-100.

维护治疗中患者黏性的回顾性临床研究还较少。胡琮佼等回顾了2014—2016年就诊于同济大学附属口腔医院牙周病科的7 569位患者在首诊后坚持就诊的状况[1]，共有3 981位患者在首诊后接受了牙周非手术治疗或者牙周非手术及手术治疗，仅有456位患者（11.5%）在积极治疗后的2年中均在该院接受了牙周复诊维护，另有697位患者（17.5%）2年中仅接受了1次牙周复诊维护，而其余2 828位患者（71.0%）在完成积极治疗后2年内未再在该院进行复诊维护。孙鹏等回顾了徐州市口腔医院2013—2015年诊疗的200例慢性牙周炎患者在完成牙周积极治疗后2年期间按医嘱复诊维护的状况[2]，30.5%的患者"完全依从"，24.0%的患者2年中未来院复诊维护，其余45.5%的患者复诊状况介于前两者之间（见图84）。

笔者自2018年5月至2023年10月，共为142位牙周炎患者进行了完整的牙周积极治疗（即完成再评估和首次维护），其中106位患者目前仍在笔者处坚持牙周维护治疗（74.6%），其余36位（25.4%）则已明确放弃在笔者处行牙周维护治疗。

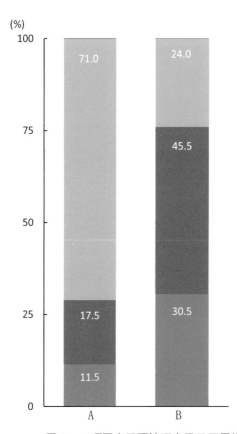

A：2020年发表
同济大学附属口腔医院
3 981位患者
积极治疗后2年

绿色：放弃该院维护
红色：维护1次
蓝色：维护2次及以上

B：2016年发表
徐州市口腔医院
200位患者
积极治疗后2年

绿色：不依从
红色：不稳定依从
蓝色：完全依从

图84　2项国内回顾性研究显示牙周维护治疗中的患者黏性

[1]　胡琮佼，茅飞飞，武影，等.牙周炎患者诊疗行为影响因素的大数据分析［J］.口腔疾病防治，2020，28（12）：785-790.
[2]　孙鹏，王雯，刘宗响，等.医源性因素对牙周支持治疗阶段患者依从性的影响［J］.中国校医，2016，30（12）：951-953.

有助于提高患者黏性的医疗实践

　　真实世界牙周诊疗中患者黏性问题困扰着临床医师。从笔者的经验来看,提高患者黏性的途径包括:帮助患者建立追求牙周健康的内驱动力,通过合理的流程帮助患者顺畅地实现有效诊疗,以及提高医师自身个性化地分析每一位患者牙周、牙列、个体心理特征的专业能力等。

　　首先,患者追求牙周健康的内驱动力来自对牙周疾病和诊疗道理的理解。牙周椅旁诊疗过程是帮助患者理解疾病和治疗的过程:病史询问过程帮助患者意识到所应关注的重点;检查前的讲解(见图14)帮助患者建立对牙周炎症破坏状态和治疗转归的初步理解;口腔及牙周检查的过程带动患者关注自身口腔软硬组织、牙列咬合和牙周组织的具体状态;讲解临床照片和放射学所见,帮助患者进一步建立对自身状况的理解;沟通诊疗计划的过程可帮助患者建立长期诊疗的框架和了解自身需要配合的内容;牙周非手术清创过程使患者进一步体会医师口头描述的诊疗内容;随着牙周炎症控制,患者多可感受到牙龈肿胀等不适的消退、咀嚼无力和牙齿松动等症状的改善,这些主观感受可引导患者进一步理解疾病和诊疗的道理。可以说,诊疗中的每一次问询、说明和解惑,都可引导患者体会牙周健康对提高自身生活质量的影响,激励患者持续追求牙周健康。努力提高自身在上述每一个沟通环节的专业度和有效性,也应成为医师的职业追求之一(详见本书第一部分)。

　　其次,心理学和行为学理论提示我们,习惯的改变需要一个过程,这一过程在个体之间存在较大差异(见图85)。医师在此过程中应努力观察并且尊重患者的个体行为变化特点,理解其行为习惯的起伏,在陪伴和激励患者的过程中给予相应的指导。同时,牙周病作为慢性炎症性疾病,其诊疗过程与"牙体病""错𬌗畸形""牙列缺损"等其他口腔问题的最大差别在于,病程的长期性和患者的自身参与度。在此过程中,患者的黏性也非一成不变,而是在长期诊疗中有所起伏并与医师的期待趋向一致(如图85中的患者A)。

　　再次,部分患者虽对牙周长期诊疗建立了一定的理解,但现实预约诊疗的艰难体验可能消磨了他们对牙周健康的追求,从而导致其难以长期坚持就诊。天津市口腔医院牙周科2021年3月至5月失约的569位牙周炎患者中,238例(41.8%)的失约原因是挂号难和等待就医时间长[1]。这一现象在公立教学医院中尤为普遍,是优质医疗资源不足的具体体现之一。在不减少患者数量,增加每位患者可利用的椅旁时间的当前阶段,难有突破性的解决方案。笔者在私立机构执业的数年间,坚持向患者传达自己"愿意努力为每一位欲追求牙周长期健康的患者提供与其牙周状况相应的长期维护治疗直到退休"的专业追求,并根据患者的牙周炎症风险类别(笔者使用PRA风险评估方案[2])设定维护间隔,每次就诊结束后即预约下一次的就诊时间,并在每一次就诊前1周与患者确认,理解患者改约的可能性,尽量满足患者诊疗时间上的需求。上述流程上的措施,可帮助患者顺畅实现持续维护。

① 廉雯,胡春媛,陈晓东,等.牙周炎门诊患者失约原因分析及护理对策[J].天津护理,2023,31(1):92-94.
② 刘大力.牙周病的诊疗思路与临床操作[M].上海:上海交通大学出版社,2020:56-61.

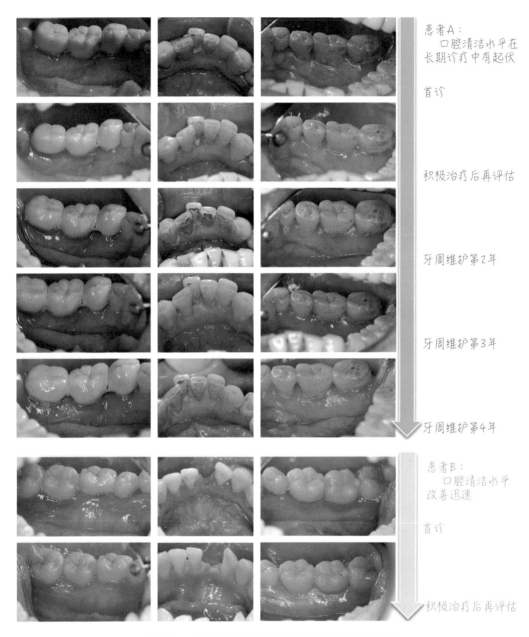

患者A：
口腔清洁水平在长期诊疗中有起伏

首诊

积极治疗后再评估

牙周维护第2年

牙周维护第3年

牙周维护第4年

患者B：
口腔清洁水平改善迅速

首诊

积极治疗后再评估

图85 个体习惯和口腔清洁改变过程的个体差异

最后，制约患者黏性且需要正视的问题是患者对牙周诊疗成本—效益的价值判断和其现实支付能力。这是一个复杂的系统性问题，既包含微观上患者自身对疾病的理解和其经济状况因素，也受宏观上医疗资源配置和社会卫生服务支付方式的制约。医疗服务的特殊性，医疗支付的多样性，个体收入的差异性以及牙周诊疗效果、效益和效用评价的复杂性，均制约着牙周患者群体获得有效的诊疗。从卫生经济角度思考和探究患者黏性的制约因素，可以帮助医师理解和尊重患者的个体选择，也可拓展实现有效、公平配置医疗资源的途径。

附　录

附录1　首诊完整椅旁资料收集和医患沟通临床提纲

首诊完整椅旁资料收集和医患沟通临床提纲				
病史收集				
姓名	出生年月	基线日期	年龄	联系电话
过敏史：　　无　　　　有（种类/频率/缓解方式：　　　　　　　　　　）				
全身疾病和状态/年数/目前疾病控制状况：				
高血压	糖尿病	其他心血管系统疾病	其他内分泌系统疾病	
呼吸系统疾病	消化系统疾病	类风湿关节炎	骨质疏松症	
手术史	妊娠/哺乳状况	焦虑/紧张/压力/睡眠状况	其他疾病/状态	
服药情况：				
近期全身体检时间/主要情况：				
口腔习惯：				
牙刷种类/频率/时长：　　　　　　　　　　　　　　　刷毛特点：软毛　　中毛　　硬毛				
牙间工具/频率：　（牙线/牙间隙刷/牙签/冲牙器）　　　漱口水种类/频率：				
吸烟状况：　　　　目前吸烟（　）支/日（　）年　已戒烟（　）年　烟草替代物				
相关习惯：　　夜磨牙　　紧咬牙　　口香糖　　咬指甲　　口呼吸　　偏侧咀嚼　　咬硬物				
牙相关症状/部位/时间：				
牙龈出血：开始时间/变化过程/自发或诱发				
牙龈肿胀/口腔异味：				
牙龈退缩/食物嵌塞/牙颈部敏感：				
牙齿移位：				
牙齿松动/咀嚼无力/松动失牙：				
其他不适：				
颞下颌关节症状：				
晨醒关节疼痛/僵硬		关节或者颞部疼痛	下颌运动相关性关节不适/状况	
家族牙周相关疾病史：　　　　　　　　　　家族系统慢性疾病史：				
牙周治疗史和其他牙科治疗史：				
患者就诊缘由/途径/诉求：				

临床检查	
口外视诊/触诊:	无异常发现
口内黏膜视诊:	无异常发现
下唇/上唇/左颊/右颊/腭/口底/舌/唾液	
口腔异味:	无异常发现
轻微　　　　　　　明显	
牙周软组织视诊:	
牙龈生物型:　　　　薄　　　　厚　　　　炎症明显无法判断　　　　已退缩无法判断	
系带肌肉附丽/附着龈:	无异常发现
龈缘位置:　　　　退缩为主　　　　　　增生为主	无异常发现
牙龈颜色:　　　暗红为主　　　鲜红为主　　　粉红为主	
牙龈形态:　　　扇贝为主　　　　　　圆钝为主	
其他:	无异常发现
咬合状态视诊:	
拥挤错位/开𬌗/对刃/反𬌗/锁𬌗/内倾:	无异常发现
左侧磨牙关系（ ）类　　左侧尖牙关系（ ）类　　右侧磨牙关系（ ）类　　右侧尖牙关系（ ）类	
前牙覆盖:　　左侧中切牙　　　右侧 中切牙	
前牙覆𬌗:　　颈1/3　　　中1/3　　　切1/3	
前牙其他咬合特征:	无异常发现
后牙接触特点与垂直止点稳定性:	无异常发现
横𬌗与纵𬌗曲线特征:	无异常发现
磨损部位与特征:	无异常发现
咬合运动视诊与触诊:	
正中咬合:　　未接触部位　　　（未见 ）　　震颤/早接触	无异常发现
前伸运动:　　引导　　　　　　　　　震颤/早接触/干扰	无异常发现
左侧侧方运动:　引导　　　　　　　　震颤/早接触/干扰	无异常发现
右侧侧方运动:　引导　　　　　　　　震颤/早接触/干扰	无异常发现

临床检查

检查记录顺序：

① 牙列缺损与修复	② 牙体缺损与修复
③ 松动度	④ 探诊深度/出血指数/溢脓
⑤ 龈缘至釉牙骨质界	⑥ 根分叉水平探诊
⑦ VAS-OH	

			8	7	6	5	4	3	2	1	1	2	3	4	5	6	7	8
牙齿松动度																		
根分叉水平探诊（mm）																		
龈缘-釉牙骨质界	颊																	
	舌																	
出血指数（BI）	颊																	
	舌																	
探诊深度（PD）	颊																	
	舌																	
牙位特异性说明																		
牙位			**8**	**7**	**6**	**5**	**4**	**3**	**2**	**1**	**1**	**2**	**3**	**4**	**5**	**6**	**7**	**8**
牙位特异性说明																		
探诊深度（PD）	舌																	
	颊																	
出血指数（BI）	舌																	
	颊																	
龈缘-釉牙骨质界	舌																	
	颊																	
根分叉水平探诊（mm）																		
牙齿松动度																		

放射学检查

初步椅旁诊断及治疗计划

牙周诊断：

牙体/个别牙诊断：

牙列诊断：

医患沟通和预约复诊

牙周积极治疗			牙周维护治疗
基线检查分析	非手术清创	再评估和首次维护	病史/检查/维护
问诊 临床照片 临床检查 X线片 分析 沟通	分区 1 2 3 4 5 6 麻醉 是 否	问诊 临床照片 临床检查 分析 首次维护	持续维护 阶段评估 炎症的控制程度 手术的利弊时机权衡 创伤牙和松动牙

拔除重症牙(在长期陪伴中动态评估判断拔牙时机)

牙体病诊疗（在长期陪伴中动态评估判断牙体病病情和治疗时机）

正畸干预

牙列修复

诊疗期间可能感受	本人建立习惯
干净光洁感	口腔清洁目标：
出血：	口腔清洁工具：
松动和咀嚼无力：	样本：
牙龈退缩/牙间隙/牙颈部敏感：	频率：
其他：	其他：

附录2 首诊后病例分析提纲

首诊后病例分析提纲																	
牙齿水平分析：病因因素·牙周破坏程度·牙周治疗复杂程度·分期·预后																	
预后判断																		
牙位水平分期																		
牙周治疗复杂程度	牙体牙髓问题																	
	松动（度）																	
	骨下袋·垂直型骨破坏																	
	根分叉病变（度）																	
	最大出血指数																	
	最大探诊深度（mm）																	
牙周破坏程度	影像学骨丧失（%）																	
	临床附着丧失																	
病因因素	先天/获得性膜龈状态																	
	创伤性咬HE征象																	
	拥挤/根间距狭窄																	
	牙体病/充填体/修复体																	
	釉珠/釉突/发育沟																	
牙位		8	7	6	5	4	3	2	1	1	2	3	4	5	6	7	8
病因因素	釉珠/釉突/发育沟																	
	牙体病/充填体/修复体																	
	拥挤/根间距狭窄																	
	创伤性咬HE征象																	
	先天/获得性膜龈状态																	
牙周破坏程度	临床附着丧失																	
	影像学骨丧失（%）																	
牙周治疗复杂程度	最大探诊深度（mm）																	
	最大出血指数																	
	根分叉病变（度）																	
	骨下袋·垂直型骨破坏																	
	松动（度）																	
	牙体牙髓问题																	
牙位水平分期																		
预后判断																		

牙列水平分析：牙周破坏程度及炎症状态·牙列及咬合因素·功能状态	
因牙周炎失牙数量/余留牙数量/咬合对数	
探诊出血百分比	
余留牙位置/牙间接触	
静态和动态咬合特征	
松动/咬合创伤	
咀嚼功能	
缺牙区牙槽嵴状况	
美学问题/语音问题	
最严重期的牙周炎患牙数量/百分比/分型	
3期和4期牙周炎的鉴别诊断	

个体水平分析：进展速度·病因因素·可能影响治疗的因素·其他状况			
进展速度（分级）	首要指标和修正指标：		
	相关全身状况和生物标志物：		
病因因素	口腔清洁习惯和状态		
	吸烟史	无	
	糖尿病病史	无	
	情绪·睡眠状态	无异常	
	体重指数	无异常	
	用药史	无	
	唾液减少	无	
	口呼吸	无	
	遗传因素	无	
	其他因素	无	
可能影响治疗的因素	患者最主要诉求		
	患者意愿·理解程度·行动度		
	以往牙科治疗史		
	ASA分级	1级	2级及以上：
	过敏史	无	
	其他因素	无	

诊断和治疗计划			
牙周诊断:			
牙体诊断:			
牙列诊断:			
个体诊断:			

牙周积极治疗 ➤		牙周维护治疗 ➤	
基线	非手术清创:	再评估和首次维护	牙周维护与阶段评估
拔牙:			
咬合干预:			
牙体病诊疗:			
		手术干预可能性:	
	松动牙干预可能性:		
		正畸干预:	
		牙列修复:	

附录3　牙周非手术清创临床提纲

牙周积极治疗临床提纲				
诊疗日期	姓名	出生年月	当前年龄	首诊时间
诊前梳理	基线状况—牙周炎症			
	基线状况—牙体/个别牙			
	基线状况—牙列状况			
	治疗规划			
椅旁沟通	前次就诊症状			
	本次就诊症状			
	当前口腔清洁习惯			
	全身状态			
	本次治疗计划			
治疗前检查	口外/口内黏膜视诊			
	松动状态	基线：	当前：	
	牙体与咬合			
	VAS-OH	基线：	前次就诊：	此次：
	其他发现			
治疗过程	局部麻醉药物/部位/剂量			
	清创过程			
	其他处理（调𬌗/用药）			
治疗后医嘱	出血			
	疼痛			
	松动和咀嚼			
	牙间隙和敏感			
	补充医嘱			
	预约			
诊疗后思考				

| 附录4 | 再评估和首次牙周维护临床提纲 |

再评估和首次牙周维护临床提纲				
诊疗日期	姓名	出生年月	当前年龄	首诊时间
诊前梳理	基线状况—患者诉求			
	基线状况—牙周炎症			
	基线状况—牙体/个别牙			
	基线状况—牙列状况			
	多学科诊疗需要			
椅旁沟通	前次和本次就诊症状			
	多学科就诊进程			
	当前口腔清洁习惯			
	全身状态			
检查	口外/口内黏膜视诊			
	① 牙列完整性	② 松动度	③ 咬合	④ 牙体
	⑤ 探诊深度与出血	⑥ 龈缘至釉牙骨质界	⑦ 根分叉水平探诊	⑧ VAS-OH
	其他检查			
干预	局部麻醉药物/部位/剂量			
	清创过程			
	其他处理（调𬌗/用药）			

再评估和首次牙周维护临床提纲			
风险评估	低风险	中风险	高风险
BOP（+）%	0～10%	10～25%	>25%
PD≥5 mm位点数	<4	4～8	>8
失牙数	<4	4～8	>8
BL/Age	<0.5	0.5～1	>1
全身因素/遗传因素	无		有
环境因素	不吸烟或戒烟5年以上	吸烟量<20支/日	吸烟量≥20支/日
个体牙周风险			
多学科干预建议			
诊疗后思考			

治疗后医嘱

牙齿松动度																	
根分叉水平探诊（mm）																	
龈缘-釉牙骨质界	颊																
	舌																
出血指数（BI）	颊																
	舌																
探诊深度（PD）	颊																
	舌																
牙位特异性说明																	
牙槽骨破坏百分比																	
牙位		8	7	6	5	4	3	2	1	1	2	3	4	5	6	7	8
牙槽骨破坏百分比																	
牙位特异性说明																	
探诊深度（PD）	舌																
	颊																
出血指数（BI）	舌																
	颊																
龈缘-釉牙骨质界	舌																
	颊																
根分叉水平探诊（mm）																	
牙齿松动度																	

附录5　牙周维护临床提纲

牙周维护临床提纲				
诊疗日期	姓名	出生年月	当前年龄	首诊时间

诊前梳理	基线状况－患者诉求		
	全身状况和近期体检更新		
	牙周就诊史		
	考虑事项		
椅旁沟通	前次和本次就诊症状		
	多学科就诊进程		
	当前口腔清洁习惯		
	全身状况		
检查	口外/口内黏膜视诊		
	牙体检查	咬合 检查	
	松动度记表　　探诊及根分叉检查记表	VAS-OH　（前次　　）	
干预	局部麻醉药物/部位/剂量		
	清创过程		
	其他处理（调𬭩/用药）		
医嘱	个体牙周风险		
	多学科干预建议		
	诊疗后思考		

牙齿松动度								
根分叉水平探诊（mm）								
探诊深度（PD）　颊								
舌								
牙位特异性说明								
牙位								
牙位特异性说明								
探诊深度（PD）　舌								
颊								
根分叉水平探诊（mm）								
牙齿松动度								

附录6　阶段评估和牙周维护临床提纲

阶段评估和牙周维护临床提纲				
诊疗日期	姓名	出生年月	当前年龄	首诊时间
诊前梳理	基线状况—患者诉求			
	全身状况和近期体检更新			
	首诊以来牙周及			
	各学科诊疗史			
	考虑事项			
椅旁沟通	前次和本次就诊症状			
	多学科就诊进程			
	当前口腔清洁习惯			
	全身状况			
检查	口外/口内黏膜视诊			
	牙体检查		咬合 检查	
	松动度记表	探诊及根分叉检查记表	VAS-OH　（前次　　）	
干预	局部麻醉药物/部位/剂量			
	清创过程			
	其他处理（调𬌗/用药）			

阶段评估和牙周维护临床提纲				
治疗后医嘱	风险评估	低风险	中风险	高风险
	BOP（+）%	0～10%	10～25%	>25%
	PD≥5 mm位点数	<4	4～8	>8
	失牙数	<4	4～8	>8
	BL/Age	<0.5	0.5～1	>1
	全身因素/遗传因素	无		有
	环境因素	不吸烟或戒烟5年以上	吸烟量<20支/日	吸烟量≥20支/日
	个体牙周风险			
	多学科干预建议			
诊疗后思考				

牙齿松动度																	
根分叉水平探诊（mm）																	
龈缘-釉牙骨质界	颊																
	舌																
出血指数（BI）	颊																
	舌																
探诊深度（PD）	颊																
	舌																
牙位特异性说明																	
牙槽骨破坏百分比																	
牙位		8	7	6	5	4	3	2	1	1	2	3	4	5	6	7	8
牙槽骨破坏百分比																	
牙位特异性说明																	
探诊深度（PD）	舌																
	颊																
出血指数（BI）	舌																
	颊																
龈缘-釉牙骨质界	舌																
	颊																
根分叉水平探诊（mm）																	
牙齿松动度																	

索　引

后 记

本书力图向读者传递的是"牙周诊疗需要医师树立并坚持长久地陪伴每一位患者的理念"。也就是帮助患者实现牙周稳定的状态(牙周袋闭合)并给予长久的牙周照护,及时阻断炎症、防止牙周袋复发和牙周破坏进展。这就如同为患者的天然牙撑起了一项牙周的"伞"。在这项"伞"的保护之下,以恰当的措施防治牙体病、矫正错𬌗、修复缺失牙,方可帮助患者以最小的代价获得最长久的牙列健康。

带着这一理念,我不断地思考如何优化临床流程,推动自己练就"火眼金睛",能够在牙齿水平、牙列水平和个体水平及时发现患者病况所在,并且努力为其提供最恰当的医疗干预。这些努力给我的患者带来了两个方面的回报:一是积极治疗后更高比例的牙周袋闭合;二是患者在长期维护治疗中个体牙周风险和诊疗成本的整体降低,以及相应生活质量的稳定和提高。与此同时,我也收获了作为牙周医师的喜悦和满足。

本书向读者呈现的,正是带给我上述收获的具体临床流程的细节,以及我对个性化临床问题的分析。我迫切期待读者们尝试耐心地按照提纲一步步地实施每一个环节的诊疗,并结合我的另一本书——《牙周病的诊疗思路与临床操作》中所提供的具体方法,为每一位患者撑起牙周之"伞",实现更为完善的牙科照护。

临床探索没有止境。除本书正文中涉及的主题外,我还希望未来与同行医师们一起思考和探索:临床附着丧失测量和记录的优化方案,患者个体化牙周状态下恰当的咬合干预和咬合管理措施,各学科迅速发展背景之下口腔医师间的分工与合作,以及时代发展变革中牙周诊疗方案、医疗资源分配和成本—效果、成本—效益、成本—效用等问题的更优解。

最后,感谢陪伴我临床成长的患者们,感谢陪伴我教学探索的同行们,感谢支持和陪伴我写作的朋友和家人们,尤其感谢徐唯编辑的鼓励和帮助。感谢读者关注本书,祝愿您在阅读本书中有所收获,期盼获得您的反馈。您可以通过微信号 liudaliliudali 与我沟通您的疑问和思考。

刘大力

2023 年 11 月